糖尿病の真実

なぜ患者は増え続けるのか

水野雅登

光文社新書

はじめに　糖尿病が怖いあなたへ

自覚症状がないまま進行する

「糖尿病が怖い」という人は、糖尿病について知識がある方です。

多くの人は「自分だけは何ごともなくこのままごまかせる」「糖尿病なんてなんともない」と思いながら、悪化の一途をたどっていきます。健診などで血糖値の注意を受けても、糖尿病は痛みなどの自覚症状がないため、多くの方は深刻に受け止めることがありません。「ごはんやパンは食べないとエネルギー不足になる」「お菓子ぐらい楽しみたい」「お昼は時間がないから麺類じゃないと」と理由づけをして、変わらない食生活を続けます。

しかし、あるとき突然、病院で「著《いちじる》しい高血糖です。このまま即入院治療を開始する必要があります」「今後、一生、インスリン注射はやめられません」「すぐにでも人工透析を導入しなければ、命の保証はできません」などと告げられます。私もこれまでに、何度もこういった説明をしてきました。

病状が進行し続けると、さまざまな糖尿病の末期状態が起こります。

手足には糖尿病性壊疽《えそ》が起こり、最悪の場合は四肢の切断にいたります。糖尿病性腎症で腎不全を起こし、人工透析を導入したり、糖尿病性網膜症による失明もあるでしょう。糖尿病性神経症による手足の末端の知覚鈍麻《どんま》が起こると、手袋や靴下ごしに物を触っているような感じになります。

この時期になると、多い人は1日4回、欠かさずにインスリンを打つようになります。これほど、全身に多くのことが起きるのが、糖尿病です。

こうした「最後の最後の状態」が起こるまで、自覚症状が出ないのも、糖尿病の特徴です。このため、定期的に健康診断を受けていないと早期には気づけません。先のように、健康診断で指摘されても、そのまま放置する方が後を絶ちません。意識を失ったり、ガリガリに痩《や》せたりしてやっと受診にいたる、ということもよくあります。倒れて救急車で運ばれるまで、全く放置している場合もあります。

爆発的に増えている患者数

こうした自覚症状がないという事情が大きく影響するために、糖尿病患者は増え続けています。国内の糖尿病患者数は３００万人を突破し、「糖尿病が強く疑われる人」が約１０００万人、「糖尿病の可能性が否定できない人」が約１０００万人となりました。合計すると、約２０００万人です（平成30年、厚生労働省調べ）。

また、世界でも糖尿病人口は4億６３００万人にのぼることが明らかになっています（２０１９年、国際糖尿病連合の調査より）。２０００年の世界の糖尿病人口は約１・５億人ですから、20年で約3倍と、爆発的に増えていることがわかります。

２０１９年、世界保健機関（ＷＨＯ）は、世界の死亡原因の第9位は糖尿病であることを発表しました。しかも、死亡原因上位10位のうち、男性の死亡原因で最大の増加であることも判明し、爆発的に広がりつつあることが指摘されています。糖尿病よりも上位の死亡原因には、心疾患（1位）や脳卒中（2位）、認知症（7位）などがありますが、どれも糖尿病との関連が疑われる疾患です。

また糖尿病は、現在、世界的に広がる新型コロナウイルスに感染したときの死亡リスクを高めることもわかっています。たとえ感染しなくても、糖尿病患者に不可欠な医療サービスが、パンデミックのために中断される危惧《きぐ》も指摘されています。

糖尿病に罹患《りかん》するリスクは、年々増大していることは、間違いありません。

なぜ医療先進国で、糖尿病患者は減らないのか

なぜ、こんなにも急激に糖尿病にかかる人が増えているのでしょうか？

そして、医療はどんどん進歩しているのにもかかわらず、なぜその数を減らすことができていないのでしょうか？

そうした疑問を抱くのが自然なことでしょう。

もっといえば、先進医療を誇る日本で「糖尿病患者とその予備軍合わせて約2000万人」という事実は、今、糖尿病患者に行われている治療法が適切ではないせいでは？　という疑問が頭をもたげます。

先に答えをお伝えすれば、その疑問は正解です。今、日本で行われている標準的な糖尿病治療は、大いに問題があるといえます。そして、もっと問題をはらんでいるのは、血糖値をめちゃくちゃにして糖尿病を発症させる、現代の標準的な食生活にあります。

本書では、その問題について詳しく述べていきます。同時に、私の患者さんたち全員が**「一生のお付き合い」ともいわれるインスリンの自己注射を中止させた治療法の詳細**についても、お伝えしていきましょう。

第1章では現状をご理解いただくために、糖尿病の身体《からだ》で起こっていること、それに対して従来の標準治療がどんなことを行っているのかをお伝えしていきます。

そして、その標準治療でなぜ糖尿病がよくならないのかについては、**第2章**の「糖尿病の真の黒幕、インスリン」で謎解きを行います。

具体的に、これから我々は何を指標にどんなことをすればよいのか？　については、**第3章**の実際の症例と、**第4章**の「タンパク脂質食の実践」でご理解いただけることでしょう。

さらに、現在、糖尿病患者の不安因子となっている新型コロナウイルス感染症に対する対策については、**補論**で解説を加えましたので、ご興味のある方はぜひお読みいただけたらと思います。糖尿病の改善と、身体の抵抗力を上げること（感染症対策）は、同じ道筋にあることがおわかりいただけることでしょう。

糖尿病を人の身体に引き寄せたものの正体。そして、インスリン治療以外の糖尿病の対策があり、その対策はインスリン治療よりもはるかにあなたの健康を取り戻すことを、これから見ていきましょう。それが、「不治の病」といわれる糖尿病を改善させる道筋になるはずです。

糖尿病の真実
——目次

(2) 血糖値について知る、糖について知る　46

第2章　糖尿病の真の黒幕、インスリン――117

(2) インスリンが全身に及ぼしていること 143

(5) 従来の逆を行く「インスリン・オフ療法」とは　193

第4章　タンパク脂質食の実践——231

編集協力・木村直子

＊本書内の「糖尿病」は、主に2型糖尿病を指しており「1型糖尿病」は含みません。

第１章　糖尿病治療の実態

（1）糖尿病の身体の中では何が起こっているのか？

「なんともないから大丈夫」が通用しないのが糖尿病

糖尿病は、末期状態になるまで症状がほとんど、あるいは全く出ないのが特徴です。実際に、健康診断でかなり進んだ状態の糖尿病が発覚することは、よくあります。

また、数年前からすでに糖尿病の診断基準を満たしているのに、診察前に書いてもらう問診票に「今までにかかった病気：なし」と答える人も、非常に多くいます。

つまり、「なんともないから、大丈夫」は、糖尿病では通用しません。実態は「なんともない時期から糖尿病」になっていることが普通なのです。

「健康診断で血糖値が要注意だった」「両親や親せきに糖尿病患者が多い」など、発症前にある程度のリスクがあるにもかかわらず、特に何かを改善することもなくスルーしてしまうのは、この糖尿病の「なんともなさ」にあります。

そのため、本章では、「なんともない時期」にある糖尿病の人の体内では何が起きているのかについて、見ていくことにします。糖尿病が身体にもたらす深刻な被害と、その後の治療について知ることで、「なんともない時期」に何とかしたい、という強力なモチベーションになります。

血糖によって、身体が焦げる？

「メイラード反応（Maillard reaction）」という言葉を耳にしたことがある人は多いことと思います。食品業界ではよく耳にする用語で、「褐色《かっしょく》反応（Browning reaction）」とも呼ばれ、パンを焼いたときや、砂糖を加熱してカラメルを作るときに糖分が「焦《こ》げる」反応のことをいいます。加熱調理などで感じる香ばしい香りも、メイラード反応の結果生じます。

このメイラード反応は、医療方面では「糖化《とうか》」と呼びます。食品の場合と全く同じ、焦げる反応のことを指します。

では、体内で何が焦げているのかというと、食品と同じ、糖です。つまり、血液内の血糖「ブドウ糖」です。そして、血糖が多いほど、より多くの糖化反応が起きることになります。

「血糖値が高いと身体によくない」というのは、この「糖化」が身体によくないということです。私たちの体内でも、パンを焼いたときと同じような反応が起こります。つまり、軟らかいものが硬くなったり、もろくなったりするのです。

人体の中でも硬いイメージのある骨でさえ、例外ではありません。骨に糖化が起こると、変色してもろくなることが知られています。

体内の糖は、血流に乗って全身に運ばれるため、糖化は、全身に起こりうる現象なのです。

体内で糖化が起こるわけ

なぜ糖化が起きるのかについては、まだわかっていないことが多くあります。というのも、焦げる物質によって、反応の詳細が異なるためです。

とはいえ、大筋として共通することはあります。それは「ブドウ糖の一部に他とくっつきやすい所があって、くっついて離れなくなる」ということです。もう少し正確にいえば「反応しやすい部分」ということです。

私たちは、血液中のブドウ糖がゼロになると、ほぼ即死します。つまり、私たちの体内には常に欠かさずブドウ糖が存在するために、糖化も24時間、３６５日、年中無休で起きている、ということです。

この糖化は、先のように「くっつきやすいから、くっついちゃう」というのが初期段階。この時点では、再び、くっついてしまった組織からブドウ糖が離れていくこともあります。しかし、一部はガッチリとくっついたまま離れなくなります。

ブドウ糖がくっついて離れなくなった組織には糖化が起こり、構造が変化して、先のように硬くなったりもろくなったりします。こうなると、その組織が本来持っていた機能が果たせなくなるというわけです。

ちなみに、この焦げついて離れなくなったものが、最近話題の「ＡＧＥｓ（終末糖化産物：Advanced Glycation Endproducts)」です。

糖がくっつくお相手は？

さて、ブドウ糖がくっついて糖化が起きてしまうと、大きな問題になる「相手」には、何があるでしょうか？　それは、タンパク質やアミノ酸です。

なお、アミノ酸が50個以上、合体したものがタンパク質で、アミノ酸が２～50個未満合体したものを「ペプチド」と呼びます。

じつは、ペプチドとタンパク質の境目は微妙なところがあります。たとえば、かの有名な

資料1　アミノ基、カルボニル基、アルデヒド基

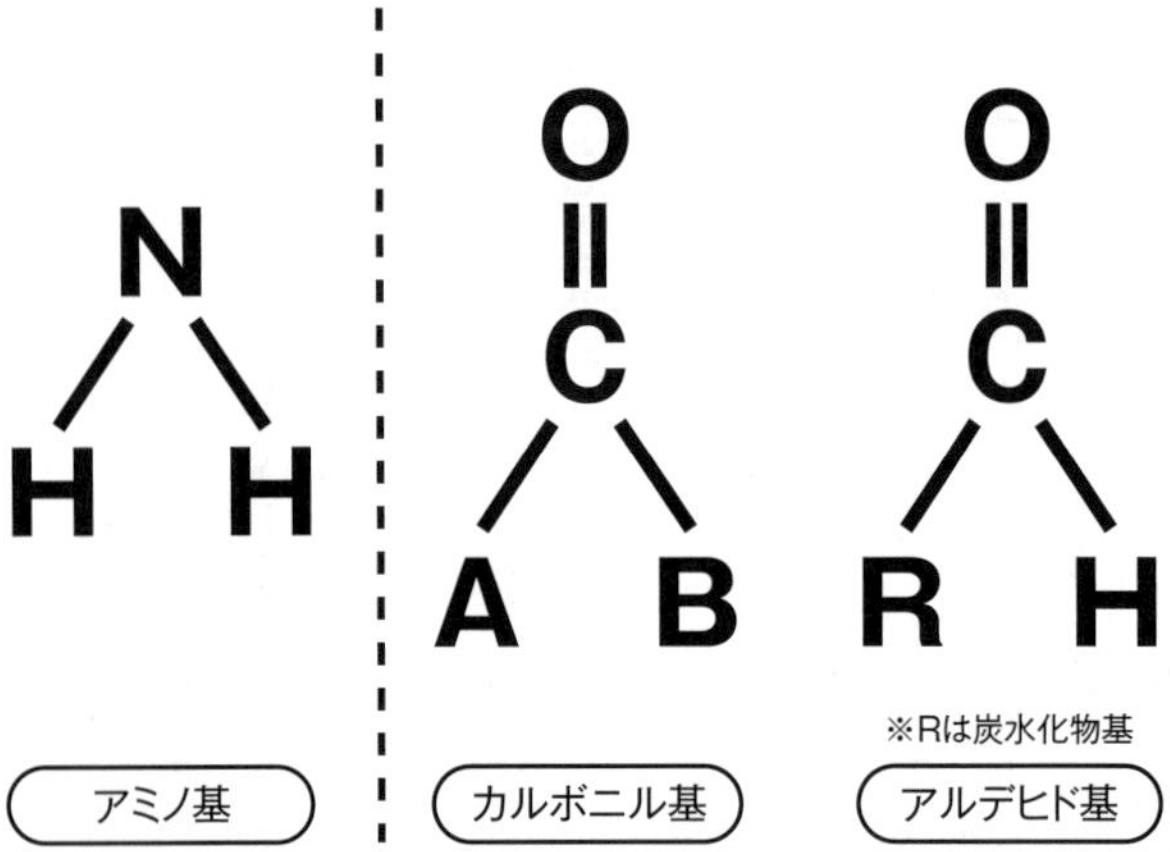

血糖値を下げるホルモン「インスリン」は、アミノ酸が51個つらなったものなので「タンパク質」かと思いきや、「長めのペプチド」とされています。

さて、糖化に話を戻しましょう。糖化を専門的に、より正確にいえば、「糖化反応（メイラード反応）はアミノ基とカルボニル基の間の非酵素的な化学反応」ということになります。このため、さらに別名「アミノカルボニル反応」とも呼ばれます。

糖化（反応）＝メイラード反応＝アミノカルボニル反応、ということです。

この「アミノ基」というのが、アミノ酸にある「糖がくっつく相手の部分」です。そして、残る「カルボニル基」が、先ほどから何度もお伝えしている「糖のくっつきやすい場所」になります。

このカルボニル基には、いくつもの種類があり、代表的なものは水素分子が結合している「アルデヒド基」です。

こういった部分で、糖は周囲のものにくっつき、糖化を起こします。

糖化は検査できるのか

体内のあちこちで、絶え間なく起こる糖化について、自分の身体ではどの程度起きているのか？　そろそろ気になるところでしょう。

じつは、糖化は比較的簡単に調べることができます。というのも、一般的な検査項目の中に、まさにこの「糖化」を調べている検査項目があるのです。それが、糖尿病の目安となる検査「HbA1c（ヘモグロビンエーワンシー）」です。糖尿病が気になる人にとっては、すでにおなじみの検査項目でしょう。

Hb（ヘモグロビン）というのは、「血色素」とも呼ばれ、血液中の赤い色素のことです。それがどのくらい糖化しているかの数値が、「HbA1c」のパーセント数値です。

HbA1cが４～5前半（％）が正常範囲で、５・８％くらいから糖化のダメージが増えている状態となります。6・0〜6・4%が糖尿病になる手前の状態「境界型」の目安、6・5%を超えると「糖尿病」の数値となります（糖尿病の診断基準については後述します）。このレベルになると、すでに体内のさまざまな組織が、糖化によってもろくなっていると予想されるということです。

HbA1c（ヘモグロビンエーワンシー）の示す意味

HbA1cは、前記の通り、Hb（ヘモグロビン）が糖化した（焦げた）もので、その割合を「%（パーセント）」で表示したものです。酸素を運搬する色素であるヘモグロビンは、具体的には鉄分子1個と、それを包む形のタンパク質から構成されています。このタンパク質部分に糖がくっつくことで、糖化したのがHbA1cです。

HbA1cは、採血検査をして測定しますが、その検査から1〜3カ月間の血糖値を反映します。これは、糖化したヘモグロビン（HbA1c）の寿命が、120日程度あるためです。

HbA1cは、主に直近1〜2カ月の間の影響が強く、特に「採血直前の1カ月間の影響が50%程度ある」といわれています。

HbA1cもヘモグロビンの一部ですので、ヘモグロビンが異常な状態にある場合には、数

資料2　HbA1cと平均血糖値の関係

HbA1cの数値	平均血糖値
6.0（%）	126（mg/dL）
6.5（%）	140（mg/dL）
7.0（%）	154（mg/dL）
7.5（%）	169（mg/dL）
8.0（%）	183（mg/dL）
8.5（%）	197（mg/dL）
9.0（%）	212（mg/dL）
9.5（%）	226（mg/dL）
10.0（%）	240（mg/dL）

値が「糖化の状態」よりも低めになることがあります。たとえば、出血多量だったり、溶血性貧血といった貧血だったり、赤血球の寿命が何らかの原因で短くなったりしている場合などが、それにあたります。

また、異常ヘモグロビン血症の中には、HbA1cが高めに出る場合もあります。さらに腎不全の場合も、HbA1cが高めになったり、低めになったりすることがあります。

なお、HbA1cの数値から平均の血糖値を推定する計算式もあり、

平均血糖値（mg／dL）
＝28・7×HbA1c－46・7

とされています。これを表にすると、上の表のようになります。

ちなみに、糖化が確認されたら即、異常事態というわけではありません。先に、血糖がなければ人間は即死するため、常に血糖は存在すると述べました。つまり、私たちはもれなく、常に糖化しています。そのため、HbA1cが0％という人はいませんし、3％台の人も見たことがありません。たとえ、糖質オフをしていても、断糖をしていても、糖化はゼロにはならないのです。

「糖化」だけではない、糖尿病のダメージ

糖尿病で身体が受けるダメージは、糖化がすべてではありません。ここからは、全身にはびこる糖化を上回る、糖尿病における「真の黒幕」についてお伝えしていきます。

一般的には、糖尿病について「血糖値が高いからダメージを受ける」と考えられています。各種メディアが伝えるのも、「血糖値」の危険性までです。ですが、実際には「糖化」以上のダメージ源が存在します。

それが「インスリン」です。

「血糖値を下げるホルモン」として有名な、あの「インスリン」です。糖尿病がひどくなると自己注射をする、あの「インスリン」です。

このインスリンこそが糖尿病における、真の黒幕です。インスリンに比べれば、糖化は脇役に過ぎません。それはなぜなのか？　理解を深めるために、次からはインスリンの分泌についてて見ていきましょう。

すい臓のベータ細胞が気絶……もしくは死亡⁉

糖尿病に関して、皆さん、よく耳にするのが「糖尿病で薬を飲み出したらやめられない」「糖尿病は治らない」というフレーズでしょう。

これは、結論からいえば「本当」です。というのも、糖尿病と診断されたときには、一説によると、何と5割ものβ（ベータ）細胞が機能停止に陥っており、そのうちの約３割は気絶状態だと指摘されているからです。ベータ細胞は、すい臓にあるインスリンを分泌する細胞です。人体でインスリンを産生できる細胞は、このベータ細胞だけです。

適切な対応をすれば、機能停止したベータ細胞が復活する可能性もありますが、おおよそ2割は死滅してしまっていて、それらの回復は不可能だといわれています。

つまり、「あなたは糖尿病です」と医師から診断されたときには、ある程度ベータ細胞は減ってしまっているために、「頑張っても8割程度までしか戻らない」可能性が高い、ということです。

さらに不摂生《ふせっせい》を続ければ、気絶状態の約3割さえも死滅していってしまうということは、容易に想像できます。

ところが、実際には多くの人が、それまでの食生活を変えずにいるため、ベータ細胞を減らしていってしまいます。すでにお伝えした通り、この段階では痛みも不具合もないからです。そして、薬をやめたり減らしたりできず、ずっと飲み続けることになります。

上記の「ベータ細胞5割」は、あくまで目安の数値です。たとえば、「39％のベータ細胞数の減少で糖尿病発症」という文献もあれば、「60％減少で糖尿病発症」という文献もあり、それぞれ数値には違いがあります（＊1）（＊2）（＊3）。

正確な割合は、体質やそれまでの食生活によって、人それぞれであることがわかります。

糖尿病は採血しなければ見つかりづらいので、早期発見されたか、進行してから発見されたかによっても、残存するベータ細胞の数は違ってくることでしょう。

ですが、こういった「機能低下・停止したベータ細胞」のすべてが死滅しているわけではありません。通常は、機能を停止していても、「復活するベータ細胞」は残っているため、糖尿病の診断がなされた後からでも、適切な対策をとれば、ベータ細胞の機能は回復可能です。ベータ細胞は一度減ってしまうとほとんど増やすことができないため、その数が減らないうちに始めることが重要です。適切な対策については、後述します。

なお、右記は本書の冒頭（22ページ）の注意書きにあるように「2型糖尿病」についての説明です。1型糖尿病など、特殊なタイプの糖尿病の場合、発見時にベータ細胞の残存数がほぼゼロ、ということもあります。インスリン自己分泌がほぼゼロというタイプの1型糖尿病は、通常「糖尿病」と呼ばれる「2型糖尿病」とは全くの別モノと考えた方がよいでしょう。管理の難しさや、症状・合併症の起こし方まで、かなり違ってきます。

ベータ細胞は増えないのか？

「一度減ったベータ細胞は増えない」と書きましたが、じつは「ベータ細胞が増える働きがある」という触れ込みの成分が、いくつかあります。その一つが、米ぬかから抽出された成分である「γ（ガンマ）-オリザノール」で、ベータ細胞を増やす働きがあるといわれています。γ-オリザノールは、保険適応のある処方薬にもなっているため、私も実際に処方していた時期があります。

しかし、「劇的に増えた！」とか、ベータ細胞増加の効果が「明らか」だった症例はありませんでした。とはいえ、副作用が少なく、保険適応があるという点で、使いやすい薬剤でした。

また、一定の条件下において、マウスなどでα（アルファ）細胞がベータ細胞に変化したり、逆にベータ細胞がアルファ細胞に変化することが、最近わかってきました（＊4）。

私が医学生だった頃には、「ベータ細胞は単に減っていくもの」と考えられていたので、こうした変化は驚きに値します。しかし、臨床の場では「実際の患者さんのベータ細胞が増えた！」といった症例は、いまだ確認されていません。今後、50年後、100年後といった未来で、再生医療に応用されるかもしれません。

一方、ニュースなどで、「ベータ細胞が増えた」と話題に上がるときもあります。たとえば最近では、2018年に「アルカロイドの一種（ハルミン）がベータ細胞を増殖させる」とニュースになったことがありました。マウスを使った実験では、ベータ細胞の産生を最大で40倍まで高めたそうです（＊5）。

しかし、あくまで試験管内やマウスなどでの研究段階であり、実用化までには、一般の人々が思う以上のステップがあります。

このように、現在では、劇的にベータ細胞を回復させる手段はありません。ベータ細胞があまり増やせないなら、やはり「減らさない」ということが重要です。

すい臓のベータ細胞は減りやすい？

糖尿病は、「ベータ細胞をいかに減らさないか？」という病気でもあります。
インスリンを唯一分泌するベータ細胞が完全にゼロになったら、注射として、インスリンを1日4回、毎日打つ必要があります。そのため、ベータ細胞の数と機能を保つことが、糖尿病の進行を抑えることになります。

ところがそれは言うほど容易ではありません。というのも、すい臓のベータ細胞は、非常に死にやすいからです。その理由について見ていきましょう。

ベータ細胞は、インスリンを作るのに特化した細胞であり、人体でインスリンを分泌することができる唯一無二の存在です。それなのに、じつは、ベータ細胞はすい臓全体のたったの「1％」を占めるに過ぎません（＊6）。そう、たったの1％です！

血糖値を上げる糖質まみれの食べ物だらけの現代日本において、私たちの命が、いかにか細い糸にかかっているかが、よくわかります。ベータ細胞は大量にインスリンを作るのを一手に引き受けているために、常に高い負荷がかかっている状態にあります。これを、専門的

資料3　細胞小器官と小胞体

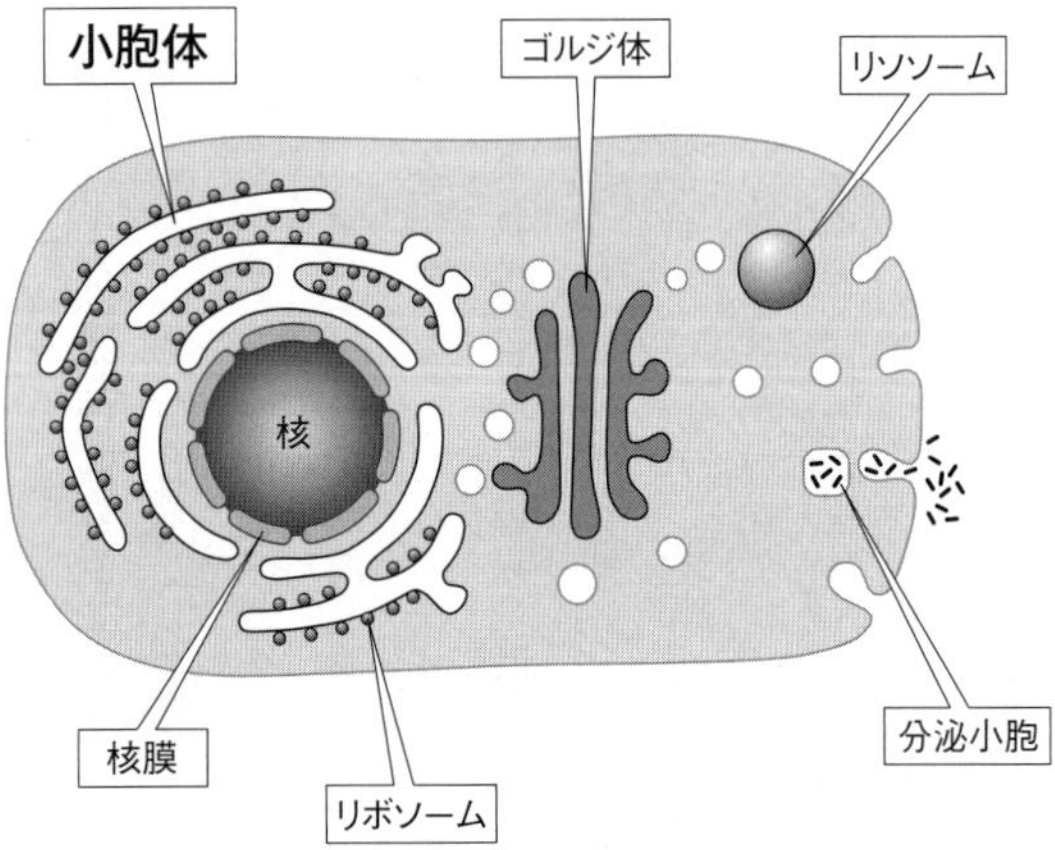

には「小胞体ストレスが高い」といいます。

小胞体とは、ベータ細胞内にある、インスリンを作る機能を持つ小器官です。ベータ細胞の小胞体には、多大な負担がかかっているのに、ダメージからその身を守る機能が低いことが知られています。つまり、ベータ細胞はダメージ耐性が低く、とてももろいために、その数を減らしやすいということです。

ベータ細胞が減りやすい理由は、まだまだあります。通常、すい臓は血流量が多く、その血流に乗って酸素も多く運ばれていますが、その一方で、すい臓のベータ細胞は低酸素になると、アルファ細胞よりも死滅しやすいという一面を持っているのです。ちなみに、すい臓のアルファ細胞は、「グルカゴン」という血糖値を上げるホルモンを分泌する細胞として知られています（＊7）。

ベータ細胞が常に高負荷を受けていること、その割に耐性が低いということは最近明らかになってきました。その一方で、前述の通り、人体内でインスリンを分泌する機能を持つ器官は、ベータ細胞しかありません。他のホルモンのようにバックアップ機能が一切ないのが、ベータ細胞なのです。

私たちの命は、こんなにもはかないベータ細胞に守られているのです。そして、現代日本ではベータ細胞に負荷をかける要因、つまり、血糖を急激に上げる要因がこれでもかというほど、揃っています。それは、人類史上、最も深刻な状態であると、私は考えています。

ベータ細胞を減らす原因は？

私たちの大切なベータ細胞に負荷をかける要因とは何かというと、①大量の糖質 ②内臓脂肪 ③ＳＵ剤 ④インスリン注射、の４つです。

最初にあげた２つ、「大量の糖質」と「内臓脂肪」は、食事から摂取する栄養面の要素になります。次の「ＳＵ剤」と「インスリン注射」の２つは、糖尿病で使用される薬剤です。

もちろん、これ以外にも「自己免疫疾患」や「先天性疾患・遺伝病」など、他の要因でベータ細胞が減る場合もありますが、先にあげた4つこそが、ベータ細胞の大きな負荷要因といえます。では、それぞれについての詳細を、順に見ていきましょう。

ベータ細胞の負担要因①——大量の糖質

1日3食、主食をしっかりとることで、「大量の糖質」の要因をつくることになります。主食を食事のたびにとることは、いたって普通のことじゃないか、と違和感を持つ方が多いと思いますが、じつは、現代日本人の「1日3食、主食をしっかりとる」という普通の食事は、すでに糖質過多なのです。数百万年にわたる人類の歴史上、現代の食事ほど糖質を大量にとることはありませんでした。

糖尿病になってしまった人がよく口にする言葉が、「食事には気をつけているのに」「普通に食べているのに」などです。糖尿病は「食べ過ぎの人がなる病気」「甘いものをたくさん食べる人しかならない病気」と認識しているため、「自分は食べ過ぎていないのになぜ?」と驚く人がとても多いのです。実際には、さほど飽食していなくても、甘いもの好《ず》きでなくても、いたってよく見るありふれた現代の食事で、糖尿病を発症しているのです。

つまり、現代の普通の食事をしていると、糖尿病になるリスクが高まる、ということです。

さらに、食後のデザートも、いたって普通の食習慣ですが、こちらも糖尿病へ一直線です。主食の摂取によって、すい臓のベータ細胞は多量のインスリンを分泌したわけです。そこからさらにデザートが追加されれば、血糖値はまたしても高くなり、それを下げるためにすい臓のベータ細胞はまたしても大量のインスリンを出すために酷使《こくし》されます。休みなく負担が続けば、結果的にベータ細胞は過労死してしまいます。食後のデザートは、糖尿病においては「最悪の食習慣」です。

どうしてもスイーツや果物をとりたい……そんなとき、最もベータ細胞へのダメージが少ないのは、どういうとり方でしょうか？　それは、「少量を食間《しょっかん》にとる」か「運動後にとる」ことです。食間であれば、一度にとり込む糖質は少なくなるため、ベータ細胞の負担は比較的少なくなります。

デザートを食べる前後に他の糖質をとっていない場合には、糖質５ｇ以内であれば、インスリンの追加分泌はありません。つまり、糖質５ｇ分だけ、ベータ細胞の負担が軽く済むというわけです。

たとえば、食後のデザートで糖質10ｇをとった場合、そのまま10ｇ分がベータ細胞の負担になります。しかし、食間で糖質10ｇをとったとしても、５ｇ分の負担で済むということです。これは大きな違いです。

また、砂糖山盛りのデザートよりは、糖質オフタイプのデザートの方が、多少は健康的です。ただし、「糖質オフ」をうたっている製品には、添加物が山盛りのものなどもあるので、成分表示には注意が必要です。

一方、「運動後にとる」というのは、30分以上の心拍数が上がる有酸素運動や、ある程度の強度で30～60分の筋トレをした後のことを指します。有酸素運動での心拍数は、色々な目安がありますが、大まかにいえば、30～40代なら１３０～１４０／分、50代なら１２０／分が目安になります。

このような運動をした後は、筋肉や肝臓に蓄えられている糖（グリコーゲン）が使われます。そして、使われた分の糖の蓄えが、優先的に回復されます。このため、運動後に糖をとった場合、最初に食べた糖が、まずは筋肉や肝臓の糖の蓄えとなるのです。このとき、糖を蓄えるためにインスリンは必要ありません。

以上のように、運動後に糖をとっても、蓄えられる分についてはインスリンが必要なく、すい臓のベータ細胞にも負担はかかりません。

ベータ細胞の負担要因②――内臓脂肪

内臓の周囲につく「内臓脂肪」は、皮膚のすぐ下につく「皮下脂肪」と違って、インスリンの効き目を落とすことがわかっています。内臓脂肪がホルモンのようなものを分泌して、インスリンを効きにくくすることがあるのです。

このため、内臓脂肪が大量にある人は、そうでない人と比べると、血糖値を下げるために、より多くのインスリンが必要になります。多くのインスリンを分泌するほど、その負担によってベータ細胞は減ってしまうのです。

そして内臓脂肪の蓄積は、糖質の過剰摂取が一番の原因であることをお伝えしておきます。

ベータ細胞の負担要因③――SU剤

SU剤は、最も古い糖尿病の内服薬の一つです。SUは、「スルホニルウレア」の略です。すい臓のベータ細胞の細胞膜にある「SU受容体」にくっつくことで、インスリンの分泌を促す作用を持ちます。つまり、それまでさんざん過労を強《し》いてきた糖尿病患者さんのベータ細胞を、さらに鞭《むち》打って働かせる作用を持つ薬というわけです。

実際に、SU剤を投与された患者さんのベータ細胞は、さらなる過労で疲弊したり、過労死して減っていきます。この詳細は「糖尿病の標準治療」の部分（89ページ）で説明します。

ベータ細胞の負担要因④――インスリン注射

一般に、インスリンを打ち始めるときの医師の説明に「インスリンを早めに打ち始めることで、すい臓を休ませてあげましょう」というものがあります。私も数年前に糖質オフと出会うまでは、よくこの説明をして、積極的にインスリンを導入していました。

インスリン注射ですい臓を休ませれば、すい臓は長持ちするとされていたからです。一時的にインスリンを打ったとしても、残ったベータ細胞が復活するなら、それに越したことはないと、当時は考えていました。それが「医師の常識」でしたし、今でもその「常識」を備えている医師が多くを占めています。

その当時は、製薬会社の担当者から「先生は近隣で一番、インスリン製剤を使っていただいておりまして……」などと言われることもありました。

しかし、「休ませていた」はずなのに、実際にすい臓が復活して、インスリンの分泌能力を取り戻した事例はほとんどありませんでした。その結果、ずっとインスリン注射を打ち続けることになっていたのです。

インスリンを離脱できたケースもありましたが、それは高血糖で倒れたり、ガリガリに痩せたりして受診され、糖尿病が発覚したケースなどで、急性期に入院して一時的にインスリンを注射したときくらいです。その場合には、インスリン注射を1～2週間の間、一時的に導入しても、血糖値が下がればインスリンをやめられます。しかし、2週間経《た》ってもインスリンを10単位以上打っている場合には、インスリンを離脱できることはほぼありませんでした。

とはいえ、インスリンが効かないほど代謝が乱れている状態を整えることで、インスリンが再び効くようになる、という側面は多分にあります。先の通り、医師の常識では、「インスリン注射の早期導入で、気絶状態のベータ細胞が復活する」とされています。しかし、実際の臨床の場面で、ベータ細胞が復活するケースはまず見かけません。

むしろ、インスリン注射をしていても、どんどんインスリンの自己分泌が減っていきます。期待していたのと、全く逆のことが起こるのです。

これについては、インスリン自己注射の部分（176ページ）で説明します。

では、ベータ細胞を減らさないためにできることは何かというと、今まであげた「減る要因」の逆のことを行えばよいのです。つまり、①糖質オフ ②内臓脂肪を減らす ③SU剤ではなく他剤を使う ④インスリン注射は最小量、ということです。

もちろん、**薬剤の調整は自分でするのではなく、理解と経験のある主治医のもとで行いましょう。主治医に相談なく自己調節するのは、自殺行為といっていいほど、危険です。**

（2）血糖値について知る、糖について知る

そもそも血糖値とは何？

さて、血液中に糖が多過ぎると、全身に糖化が起こってさまざまな器官がもろくなり、機能障害を起こすこと、そして、インスリンの乱発で、すい臓のベータ細胞が気絶、もしくは死亡することが、ここまでのお話でおわかりいただけたことでしょう。

では次に、血液中の糖の正体について、見ていきましょう。

血液中の糖は「血糖値」で表されますが、血糖値とは「血液中のブドウ糖濃度」のことです。というと「血液中に砂糖が溶けている」といったイメージを持つ方がいるのですが、もちろん違います。血液中にあるのは、ブドウ糖のような「単糖類」です。糖質は消化器官で

消化・吸収されるときに、単糖類まで分解されてから、血液中に吸収されています。

ただし、ブドウ糖以外の血液中の糖質については、あまり研究が進んでいないのが現状です。ブドウ糖と並んで有名な単糖に「果糖（フルクトース）」がありますが、こちらもあまり研究がありません。血糖値の変動に関しては世界中で盛んに研究されていますが、血中フルクトース濃度についてはほとんど知見がありません。

数少ない研究の中には、「二糖類を静脈の中に入れてエネルギーとして使えるかどうか」を調べたものがあります。その結果、二糖類のマルトースは使えることが確かめられています（＊8）。

また、果糖の過剰摂取についての研究（＊9）（＊10）はありますが、やはり血糖に関する研究に比べれば少数です。

また、ブドウ糖以外の糖質についても、「代謝経路」については徐々にわかってきているようです。糖質については、のちほど詳しく説明します。ここでは先に、血糖測定器について見ていきます。

血糖測定器の選び方

インスリンの自己注射をしている患者さんにとって、自分で測ることのできる血糖測定器は欠かせません。1日1～2回、血糖値を測定する必要があるからです。

数年前までは、毎回、針で指先を刺し、血液で測定する血糖測定器が主流でしたが、最近では、もっと手軽に測れる新しいタイプの製品も次々と出てきました。

血糖測定器は、自己注射をしていない方にも、血糖値が要注意の方ならば、ぜひ一度、試してみることをおすすめします。何をどれぐらい食べたら血糖値が上がるのかを把握するのにも役立ちますし、数値を目《ま》の当たりにすることで糖質オフの意識が高まり、食事改善のモチベーションにもつながります。

ここからは、最近の新製品も含めて、血糖測定器の現状についてご紹介します。購入する際の参考にしてください。

24時間の血糖値の変動がわかる、持続測定タイプ

持続測定タイプは、腕の上部にセンサーを取りつけ、それを24時間つけっぱなしにすることで、1日の血糖値の変化をモニターすることができます。最近は、この「持続的」または

「ほぼ持続的」に測定するタイプの人気が高まっています。

３年ほど前から登場し始めたごく新しいタイプで、現在はかなり一般的になりました。私がテレビに出演した際にも、被験者のスタッフさんに、この持続的に測定するタイプを装着してもらい、血糖値を測るという企画がありました。血を出すことがないので、メディアでも取り上げやすいのでしょう。

最初に装着しさえすれば、特に何もしなくても、常時〜ほぼ常時、測定し続けられるのがメリットです。食前・食後以外のタイミングの血糖値の変動も把握することができるのは、従来になかった大きな利点でしょう。指先に針を刺す従来の単回測定のタイプでは、そんなに頻繁《ひんぱん》に測定していたら、穿刺《せんし》の針や測定のチップ（センサー）などがすぐに足りなくなってしまいますし、痛みのストレスも大変なものになります。ただし、持続測定タイプは、血糖自体を直接的に測っているわけではないため、血糖値とは数値と時間のズレが出るという、デメリットもあります。

持続測定タイプは、血液中の血糖ではなく、「細胞間質液」の中のブドウ糖濃度を測定しているものがほとんどです。細胞間質液は、血液から出てきて細胞と細胞の間を満たしている液体のことです。その中のブドウ糖の濃度は、血液中とほぼ同じではありますが、多少の

資料4　フリースタイル・リブレ

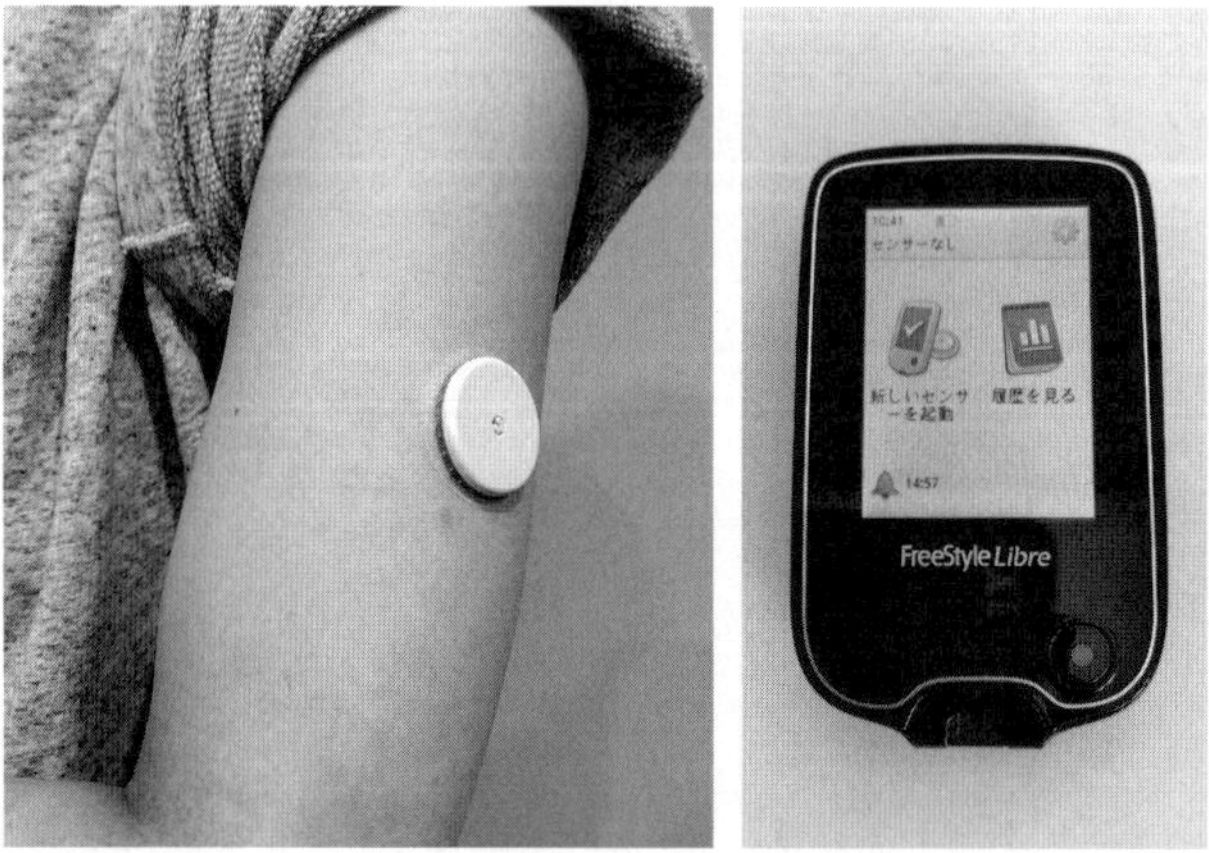

上腕に装着したセンサーと、測定器

ズレがあるといわれています。また、血液から出てきて細胞の間に到達するまでの時間差があるので、時間にもズレが生じます。

　このタイプで最も有名な測定器は「フリースタイル・リブレ」(https://www.myfreestyle.jp) でしょう。

　針のついたセンサーを二の腕につけっぱなしにして、持続的に血糖値を測定します。このセンサーに読み取り装置を近づけると、装置に血糖値が表示される仕組みです。この方式を、「フラッシュグルコースモニタリング(FGM)」といいます。センサーは、最大で14日間、つけっぱなしにすることができます。センサーは使い捨てなので、使い終わったら廃棄となります。

リブレは次の条件があると、保険適用になります。

・強化インスリン療法を施行中の患者（例：インスリンを1日4回注射している糖尿病、1型糖尿病の方など）
・強化インスリン療法を施行後に混合型インスリン製剤を1日2回以上使用している患者

これはあくまで、執筆時点の情報です。保険適用は頻繁に変わるのが常なので、リブレを保険で使いたいときは、最新の情報を確認してください。また、リブレを扱っていない医療機関も多くあるため、受診前に取り扱いがあるかも確認しておきましょう。

また、リブレはケトン体測定専用センサーを使うと、同じ読み取り装置でケトン体を測定することができるのも、大きな特徴の一つです。

正確だが面倒も多い「常時測定タイプ」

リブレはセンサーに読み取り装置を近づけたときにだけ血糖値を測定してくれる、「ほぼ常時測定」タイプの血糖測定器ですが、それとは違い、「完全に常時測定」タイプの血糖測定器もあります。「持続グルコースモニタリング（CGM）」と呼ばれるタイプです。

現在、国内では、テルモなど数社が製造する製品が数機種、存在しています。

プロフェッショナル版とパーソナル版の両方が存在する機種もあり、プロフェッショナル版は、医療機関で専用のソフトを使って数値を見るタイプです。患者さんが自分で見ることはできません。

一方、パーソナル版は、患者さん自身でもスマホにアプリを入れて血糖値を表示させて見ることができます。

常時測定タイプは24時間測定できるメリットはありますが、1日に3～4回の「較正《こうせい》」が必要となります。「較正」とは、常時測定の血糖測定器とは別に、単回の血糖測定器で指先から血液をとって血糖を測定し、その数値を常時測定の血糖測定器の方に入力することです。これは、血糖値と細胞間質液中の糖値とのズレを修正するために行います。

ズレが少なくなりますが、常時測定器をつけているのに、単回の測定もしなければならない、というわずらわしさがあります。

また、製品によって違いはありますが、センサーの使用期間はおおむね3～7日と、リブレに比べるとかなり短いのもデメリットです。

こうしたマイナス面から、リブレよりは普及していない現状があります。ただし、血糖値が高くなったり低くなったりしたときに、アラームで知らせてくれる機能もあるため、血糖値の乱高下が起きやすい場合には、この「完全に常時」タイプが向いているかもしれません。

最新の単回測定タイプは高機能

常時測定系よりも以前から存在するのが、１回１回、指先を穿刺して血液を出して測定するのでおなじみの、単回測定タイプの血糖測定器です。

じつは最近、糖尿病患者さんが激増してきた世情を反映して、このタイプの血糖測定器は種類も増え、機能も洗練されてきました。

その中でも、正確性とランニングコストの安さで抜きん出ているのが、「アークレイ」(http://www.arkray.co.jp/smbg/index.html) というメーカーの血糖測定器です。

一般の方にはなじみのないメーカーですが、医療業界では広く知られているメーカーです。ただし、各社ともに新機種をどんどん投入している分野ですから、実際に購入する際にはぜひ、ご自分でも最新の情報をご確認ください。より正確で、より使いやすい機器が新しく世に出ているかもしれません。

測定とインスリンの注入機能があるインスリンポンプ

完全に常時測定している「CGM」に、インスリンを持続的に注入する機能がついているものが「インスリンポンプ」です。

血糖値を常時測定して、インスリンも持続的に少量ずつ注入する機能を持ちます。基本的には、通常のペン型のインスリン注射でコントロールがうまくいかない1型糖尿病などの症例で使用されます。

血糖値自体ではなく、細胞間質液の中のブドウ糖濃度で測定するタイプなので、やはり実際の血糖値とのズレが生じます。こうした「ズレ」によって、実際にはインスリンポンプを使っていても、低血糖や高血糖になることがあります。

いずれにせよ、インスリンポンプの導入と管理は、経験のある医師のもとで行う必要があります。

糖質の種類

ここでブドウ糖以外の糖質を含めて、一度整理してみましょう。簡単にいうと、糖質とは「炭水化物から食物繊維を引いたもの」です。化学的な定義では、「カルボニル基を持つ多価アルコール」となります。カルボニル基は前述した通り、糖が他とくっつきやすい部分です。それを持っているのが糖質、ということになります。糖質の種類は次の通りです。

①単糖類

糖質で最も分子が小さいのが「単糖類」です。腸から糖質を吸収するときも、基本的には単糖類まで分解されてから吸収されます。単糖類には多くの種類があり、ブドウ糖（グルコース）、果糖（フルクトース）のほか、ガラクトース、マンノース、リボース、キシロース、アロース、グリセルアルデヒド、エリトロース、エリトルロースなどがあります。

②二糖類

二糖類はその名の通り、「単糖類」が２つくっついたものです。代表的な二糖類と、それを構成する単糖類の組み合わせは次の通りです。

・ブドウ糖（グルコース）×２→麦芽糖（マルトース）、トレハロース、セロビオース
・ブドウ糖（グルコース）＋果糖（フルクトース）→ショ糖（ショ糖、スクロース）
・ブドウ糖（グルコース）＋ガラクトース→乳糖（ラクトース）
・果糖（フルクトース）＋ガラクトース→ラクツロース

③少糖類（オリゴ糖、オリゴ糖類）

健康的なイメージで名高いオリゴ糖は、単糖が2〜10個、合体したものです。前記の二糖類もオリゴ糖の一種です。「三糖類以上」をオリゴ糖とする場合もあります。

オリゴ糖の健康的なイメージは、ビフィズス菌との関係からきています。もともと、母乳中のビフィズス菌を増やす因子とされたのがオリゴ糖でした。このため「オリゴ糖は腸内細菌にいい」というイメージにつながっています。

オリゴ糖の中でも、特にフラクトオリゴ糖が、ビフィズス菌の増殖効果が強いことが知られています。なお、フラクトオリゴ糖は、ブドウ糖（グルコース）に果糖（フルクトース）が2〜4個くっついたものです。

④多糖類

単糖類が10個以上くっついたものが、多糖類です。「オリゴ糖より大きいものは、多

糖類」ということになります。典型的な多糖類は、単糖類が２００個ほど結合している大きな分子です。また「糖」とついているものの、多糖類は甘みを感じないのが特徴です。また、多糖類は水に溶けません。

代表的なものには、デンプン（澱粉）や、セルロースがあります。また、ヒアルロン酸、キチン、ヘパリン、ペクチンなどといったものも、多糖類に含まれます。

⑤糖類

糖類は、単糖類と二糖類を合わせたものです。三糖類以上のものは、含まれません。「糖類」は、「単糖類」＋「二糖類」です。

①〜⑤のすべての糖を、「糖質」といいます。ちなみに「糖分」という言葉は、専門用語ではなく、一般用語です。厳密な定義がないため、糖全般を表す「糖質」という意味で使われたり、単に「甘いもの」といった意味で使われていることもあります。

⑥糖アルコール

その名の通り、「糖」でもあり、「アルコール」でもある、というものです。この糖アルコールの「アルコール」は、化学上の「アルコール」です。糖アルコールを摂取したからといって、酔っ払うわけではありません。お酒のアルコールのように、天然では「発酵食品」などにも含まれます。エリスリトール、ソルビトール、キシリトール、マルチトール、ラクチトール、グリセリンなどがあります。

血糖値を上げない魔法の甘味料「エリスリトール」

最も有名な糖アルコールの一つが、「エリスリトール」です。天然にも存在し、メロン、ブドウ、梨などの果物や、醤油、味噌、清酒などの発酵食品にも含まれています。甘さは砂糖の60～80%といわれています。

エリスリトールには、他の糖アルコールにはない「小腸で吸収される」という性質があります。吸収されても人間には代謝できないため、そのまま尿中に排泄されるのでエネルギーとしてはゼロになります。血糖値も上昇しないため、当然ながらインスリン分泌を促すこともありません。そのため、ダイエットや糖尿病対策として人気になりました。

他の糖アルコールは小腸から吸収されないため、下痢や腹部膨満感《ぼうまんかん》を起こしやすいのに対し、エリスリトールは小腸で吸収されるため、下痢や腹部膨満感が起きづらいという特徴もあります。また、歯垢《しこう》に含まれる細菌同士の結合力を弱くし、歯垢を分解しやすくする作用があるともいわれています。

「糖アルコール」という分類は、つい最近まで非常にマイナーだったため、エリスリトールが間違って人工甘味料扱いされていることがあります。先の通りエリスリトールは、自然界にも存在する糖アルコールの一種です。現在でもネット上でエリスリトールを人工甘味料として扱っているサイトが複数ありますが、明らかに間違いなので注意してください。

人工甘味料について知っておくべきこと

天然には存在せず、化学的・人工的に合成された甘味料が「人工甘味料」です。人工甘味料の問題には、依存性、発がん性、糖尿病リスクなどがあります。

また、「人工甘味料はインスリン分泌を増やす作用がある」という報告もあります。人によっては砂糖よりも害がある可能性があることも否定できません。そのため、一部の人工甘味料は全面的に使用禁止となっていたり、使用制限があるものもあります。

代表的な人工甘味料として、スクラロース、アセスルファムＫ（カリウム）、アスパルテームの名前は頭に入れておくことをおすすめします。最近の糖質オフ製品には、この３つのうちのどれかが、ほぼ必ず使われています。「砂糖不使用」「糖類ゼロ」「糖質ゼロ」とうたう製品には、もれなくこのどれかが入っていると思ってもよいでしょう。中にはこの3つの人工甘味料すべてが使われているものもあります。

他には、サッカリン、ネオテーム、アドバンテームなどがあります。サッカリンは、使用制限があります。チクロ、ズルチンなどは、毒性が問題になり使用禁止になった人工甘味料です。つまり、これらの人工甘味料は、毒性があるとはっきりとわかるまで、普通に加工食品の材料として広く使われていたわけです。

こうしたリスクを考え合わせると、使用制限がある人工甘味料は、基本的には避けた方が無難といえます。使用制限がかかっていない人工甘味料については、少量であれば〝砂糖よりは随分マシ〟なので、砂糖よりはコチラを選びましょう。

また、一般には「人工甘味料は虫歯にならない」と認識されています。しかし実際には人工甘味料が原因の虫歯の存在も示唆されています。虫歯になりにくいのは前述の通り、エリスリトールなどの糖アルコール、と覚えておきましょう。

ステビアなど「配糖体」について

甘味料として使われているその他の成分として「配糖体」があります。配糖体は、いくつかの糖が結合した、植物界に広く存在する成分です。配糖体をいくつか配合した甘味料として有名なのが「ステビア」です。

ステビアは「ステビオシド（ステビオサイド）」「レバウディオサイドＡ」「レバウディオサイドＣ」「ズルコサイドＡ」などの配糖体を含んでいます。１９９０年に『ポカリスエット　ステビア』が発売されたことで一般に認知され始めました。

ステビアは甘味料の名前であると同時に、植物の名前でもあります。「ステビア」というハーブの一種で、南米のパラグアイなどに生えている多年草の一つ。パラグアイでは４００年以上も前から、マテ茶の甘みづけとして使用されていました。実際に、ステビアの葉を噛むと甘みを感じます。

ステビアは、鉢植えなどで栽培することも可能で、頑丈《がんじょう》でよく育ちます。日本で育てた場合、10月下旬から11月上旬には、葉っぱの甘みが最も強くなります。葉をとって乾燥させれば、そのまま紅茶の甘みづけなどに使用できますし、枝ごと煮出して煮詰めれば、シロップにもなります。ステビアの鉢植えはホームセンターなどで売られています。

純粋なステビア、つまりステビア100%のものを取り寄せて味見をしたことがありますが、「後味がすごく苦い」と実感しました。後味の苦さはありますが、ステビアの甘さは砂糖の200~300倍といわれています。

ステビアは基本的には小腸から吸収されず、そのまま体外に排出されるため、血糖値を上げません。ステビアの他のメリットも次にあげておきます。

・糖尿病の原因となるインスリン抵抗性の改善(*11)
・ヒスタミン(アレルギーの原因)の解毒作用(*12)
・緑茶の5倍以上の抗酸化力(*13)

ステビアの危険性については、一時は発がん性や催奇形性《さいきけいせい》などが色々といわれましたが、各種の安全性の調査によって否定され、安全である、というのが現在の主な考え方です。

糖尿病やその予備軍の人だけでなく、今現在健康な方も、安全性の高く、健康的な甘味料を選ぶなら、糖アルコールのエリスリトールか、このステビアをおすすめします。

（3）糖尿病の診断基準とは

2型糖尿病の診断基準

血糖値についての理解が進んだところで、本書で主に扱う「2型糖尿病」の現在の診断基準について見ていきましょう。繰り返しますが、本書の冒頭の注意書きの通り、今後も「糖尿病」と表記されているのは、この「2型糖尿病」だと理解してください。

糖尿病は、一般的には2回の採血検査で診断されます。ただし、条件を満たせば1回の採血検査で診断することもできます。

また、個々の患者さんの診断ではなく「疫学調査」の場合は、調査の簡便化のため、HbA1cだけで「糖尿病」と判定してよい、ということにもなっています。

〈2型糖尿病の診断基準〉

①空腹時血糖値≧１２６mg／dL
②75g経口ブドウ糖負荷試験（ＯＧＴＴ）２時間値≧２００mg／dL
③随時血糖値≧２００mg／dL
④HbA1c（ＮＧＳＰ）≧６・５％

初回検査で、上記の①～④のいずれかを認め、別の日に再検査を行い、再び上記の①～④のいずれかを認めた場合、糖尿病と診断します。ただし、HbA1cのみの反復検査による診断は不可とされています。また、①～③のいずれかと④が同時に確認されれば、その１回の検査だけでも糖尿病と診断します。

また、血糖値が上記の①～③のいずれかを示し、かつ次のいずれかの条件が満たされた場合は、初回検査だけでも糖尿病と診断できます。

・糖尿病の典型的症状（口渇《こうかつ》、多飲、多尿、体重減少）の存在
・確実な糖尿病性網膜症の存在

資料5　経口ブドウ糖負荷試験（OGTT）の判定区分と判定基準

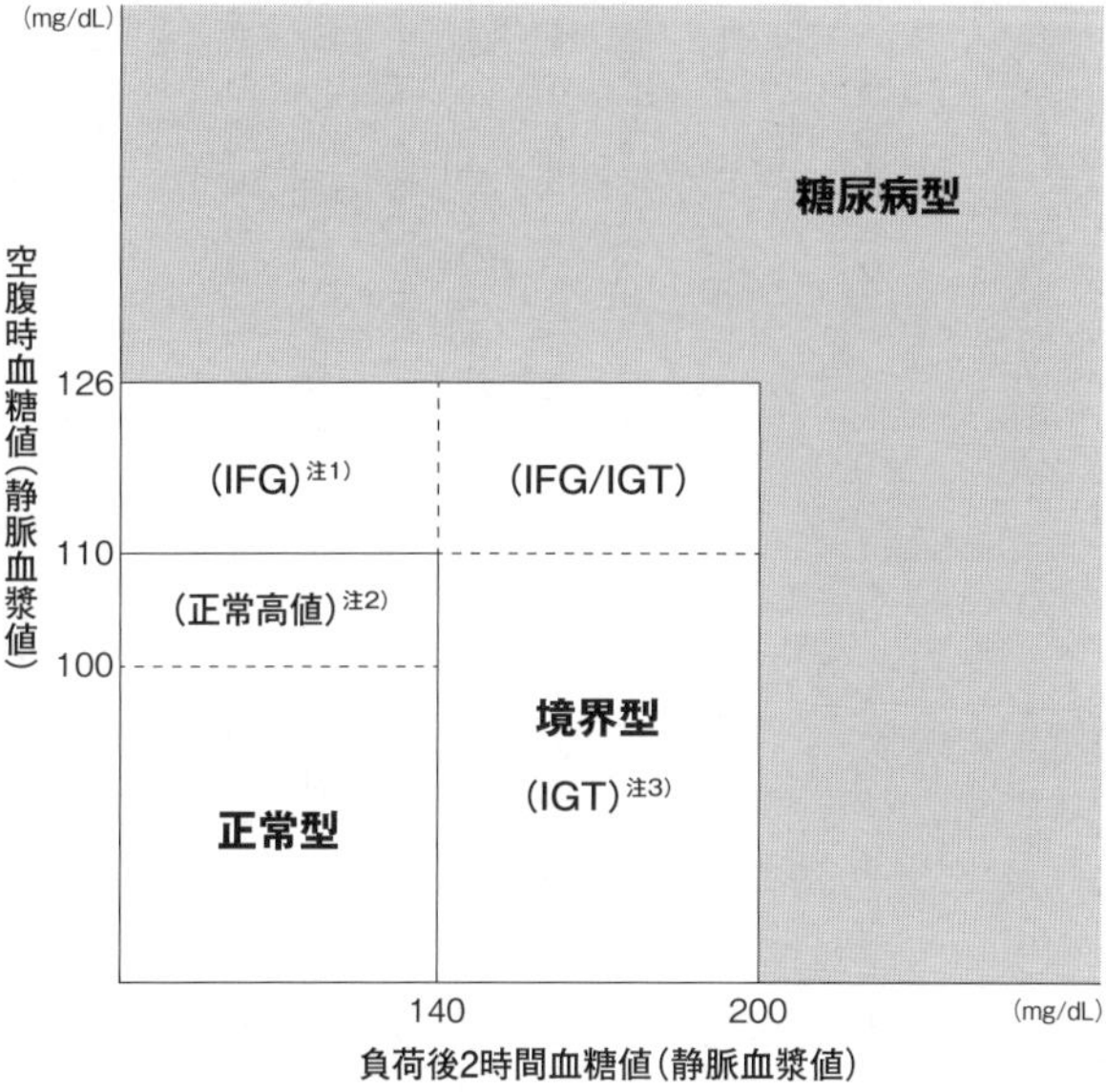

注1）IFGは空腹時血糖値110～125mg/dLで、2時間値を測定した場合には140mg/dL未満の群を示す（WHO）。ただしADA（米国糖尿病学会）では空腹時血糖値100～125mg/dLとして、空腹時血糖値のみで判定している。

注2）空腹時血糖値が100～109mg/dLは正常域ではあるが、「正常高値」とする。この集団は糖尿病への移行やOGTT時の耐糖能障害の程度からみて多様な集団であるため、OGTTを行うことがすすめられる。

注3）IGTはWHOの糖尿病診断基準に取り入れられた分類で、空腹時血糖値は126mg/dL未満、75gOGTT 2時間値140～199mg/dLの群を示す。

（清野裕ほか：糖尿病55：485-504, 2012より引用）

出典：糖尿病診療ガイドライン（2019）

さらに、過去において上記の診断基準を満たしていることが確認できた場合にも、現在の検査結果にかかわらず、糖尿病と診断、もしくは糖尿病の疑いを持って対応することになっています。

実際の臨床の現場では、血糖値とHbA1cの数値を使って、1回の検査で糖尿病の診断をする場合がほとんどです。なぜなら、「血糖値が高いこと」は確かに重要ですが、血糖値はあくまで「そのとき」の数値であり、分単位で変化するからです。検査のときに「そのときだけ高い」「そのときだけ低い」可能性があり、血糖値の実態を反映しない可能性も考えられます。人間はいつも同じ生活をしているわけではありませんから、食事の内容や運動量で血糖値は当然ながら、変動するのです。

対して、HbA1cは検査当日だけでなく、直近1〜3カ月間の血糖値が把握できるのがメリットです。

他の血糖値パターンについても、次に記しておきます。

・境界型　空腹時血糖値110〜125mg／dL
　または75g経口ブドウ糖負荷試験2時間値140〜199mg／dL

・正常型　空腹時血糖値＜１１０㎎／dL
　かつ75ｇ経口ブドウ糖負荷試験２時間値＜１４０㎎／dL

１型糖尿病の診断基準

もう一つの糖尿病、「１型糖尿病」についても見ていきましょう。

意外なことに、１型糖尿病の全体的な診断基準はありません。日本糖尿病学会が定める３つのタイプの診断基準はあります。しかし、どれにも当てはまらない１型糖尿病が多く存在します。それらや、１型糖尿病全体についての診断基準がないのです。

ここでは学会の定める３タイプについて、大まかに記しておきます。

・急性発症１型糖尿病

その名の通り、急に発症する１型糖尿病です。通常よりも、病状の悪化が急速に進み、救急搬送されるなどして判明します。その他は、比較的「通常の１型糖尿病」の特徴を持っています。

・劇症１型糖尿病

こちらもその名の通り、急激に発症する１型糖尿病です。「急性発症」の方は「３カ月以内」などの月単位ですが、劇症は何と「1週間以内」に症状が急激に進行します。また「通常の1型糖尿病」に特徴的な各種の自己抗体が「陰性」のことがほとんどなのも特徴的です。

・**緩徐《かんじょ》進行1型糖尿病（SPIDDM）**

ゆっくり発症する1型糖尿病で、末期状態になるまでは、インスリンの自己分泌が残っています。自己抗体が陽性であることが特徴ですが、まだよくわかっていない自己抗体については診断基準上では除外されています。今後、自己抗体についてわかってくることが多ければ、その自己抗体についても追加されるかもしれません。

（日本糖尿病学会　http://www.jds.or.jp/modules/study/index.php?content_id=4）

糖尿病の分類の大きな問題点

前記のように、1型糖尿病全体の診断基準はありません。メジャーな病気なのに、しっかりとした診断基準がないのは非常に珍しいことといえます。

このために、各医師によって1型糖尿病の診断には、じつはかなりのブレが生じています。つまり、同じ患者さんに対して、Aクリニックでは2型、B病院では1型、C病院では2型、と異なる診断がされることが起こりえます。診断が違えば当然ながら治療内容も変わってくるため、Ａクリニックでは「まだインスリンを打つ必要はありません」、Ｂ病院では「いつ分泌ゼロになるかわからないので、今すぐインスリン注射を開始しなければ、命の保証はできません」と、違う治療を提示される……ということになります。

実際に、他の病院で「すぐインスリン導入！　さもなくば……」という説明をされたという患者さんを検査したことがありますが、その患者さんのインスリン分泌はかなり残っており、インスリン注射は全く不要な状態でした。

「１型糖尿病」と診断されるケースでは、この診断と治療に「かなりの差」が出てしまうことが、大きな問題なのです。というのも、インスリンの分泌が残っている場合と、ほぼゼロの場合では、血糖値の変動が大きく異なるため、治療に大きな差が出るからです。

インスリン分泌がほぼゼロの状態では、少しの糖質で血糖値が激増します。糖質だけでなく、タンパク質摂取でも血糖値が上がりやすくなります。場合によっては、本来、血糖値に影響がないはずの純粋な脂質の摂取でも、血糖値が上がることがあるため、相当の注意が必要になるのです。インスリン分泌が残存している症例とでは、天と地ほどの違いがあります。

ところが、現状ではそれらがまとめて「１型」とされています。

さらに「診断と治療のズレ」の元となるのが、「標準治療」で行われる「インスリンの自己注射」です。糖尿病の標準治療では、インスリン分泌が残存していても、分泌ゼロでも、インスリンの自己注射が導入されます。つまり、患者のインスリン分泌能力に違いがあるのに、治療方針に違いがないのです。

このように、糖尿病の分類には非常に大きな「診断と治療のズレ」の元が放置されています。

「どれもこれもインスリン注射」となるその理由は、「インスリン自己注射を早期導入すれば、ベータ細胞を残せる」という考えにあります。しかし、これが大きな間違いであることは、前述の通りです。インスリン自己注射によって、ただでさえ弱っているベータ細胞にさらに負荷をかけ、弱体化させることになります。

私は、インスリンの自己分泌残存型と分泌ゼロ型では、治療を分ける必要があると考えています。具体的には、インスリンの自己分泌が残っている緩徐進行1型糖尿病と、インスリン分泌の残存が多い1型糖尿病の扱いは、分泌ゼロ型とは別にするべき、ということです。

インスリンの自己分泌能力がまだ残っている緩徐進行1型糖尿病は、インスリン注射を避け、2型糖尿病に戻す治療がベストです。インスリン分泌の残存が多い1型糖尿病では、インスリン注射の量をなるべく最低量で維持する治療がベストです。

従来治療では、どちらの状態でも「すぐインスリン注射」となり、あっという間にその回数も１日１回から１日４回、と増えてしまいます。そして、そのよかれと思って打つインスリン注射こそが、残っているベータ細胞を次々と減らしていきます。

インスリンの自己分泌能力に合わせた「ＡＢＣ‐ｉ分類」の提唱

ここまでの話で、糖尿病の治療方針に影響を与える分類については、イチから改善する必要があることがわかるでしょう。このため私は、「ＡＢＣ‐ｉ分類」（エービーシーアイ分類）という、糖尿病の新しい分類法を２０１９年１月から提唱しています。

これは、インスリン分泌の残存状態を考慮した分類方法で、糖尿病の病態と治療方法が一致するものです。インスリン分泌能力が残っているのに、本来は不要なインスリンがすぐに導入されてしまう、といったことを避けやすくなります。

分類の詳細は次の通りです。

Ａ型糖尿病：インスリン分泌残存型。インスリン投与不要。

Ｂ型糖尿病：インスリン分泌減少型。１日１回以上のインスリン投与が必要。

C型糖尿病：インスリン分泌ゼロ型。測定感度以下の全くのゼロ。1日3～4回のインスリン投与が必要。

A～C型各種で、抗体がある免疫異常型では「-i（アイ）」をつけます。たとえば、前記の「扱いを別にした方がよい」という2つの1型糖尿病の場合は、次のようになります。

・緩徐進行1型糖尿病（SPIDDM）→「**A-i型糖尿病**」
・インスリン分泌の残存が多い1型糖尿病→「**B型糖尿病**」（自己抗体があれば「**B-i型糖尿病**」）

これであれば、非常にクリアに分かれますし、治療もその分類に合ったものになります。また、従来は病名がない「インスリン抗体陽性例」も「i型糖尿病」となります。現在は、インスリン抗体が陽性であったとしても、病名には何も反映されません。単に「インスリン抗体陽性の糖尿病」というしかないのです。そして、多くの場合には、インスリン抗体の検査すらされていません。

また、ＧＡＤ抗体（ベータ細胞に対する抗体）や、インスリン抗体のような「自己抗体」は、現在判明していないものも多くあることが予想されます。実際に、私は過去、インスリンの自己分泌が残っているのに、インスリン注射をしないと代謝が崩れる症例を経験したことがあります。何らかの自己抗体が関与していると考えられ、検査できる抗体を一通り測定しましたが、結果はすべて陰性でした。

これには、未知の自己抗体が関連していたのではと、私は考えています。糖尿病の「ＡＢＣ‐ｉ分類」では、こうした未知の自己抗体なども「ｉ型」として分類します。

現時点では、当然ながら「ＡＢＣ‐ｉ分類」は一般には通用しません。あくまで私のオリジナル分類ですが、治療方法が進めば、それに合わせた分類が欲しくなります。古く、合わなくなったものは、現状に適するように変えていけばいいのです。

（4）標準治療の三大療法とは

形骸化している標準治療の三大療法

次に、一般に広く行われている、糖尿病の標準治療について、その現状を見ていきましょう。現在、糖尿病の標準治療は「三大療法」と呼ばれる、①食事療法、②運動療法、③薬物療法の3つが大きな柱となっています。

とはいえ、食事療法は診察時に「バランスよく食べてね」「甘いものを食べ過ぎないでね」くらいで終わってしまうことがほとんどです。皆さんも経験したことがあるでしょう。外来診療では、一人一人にかけられる時間が3～5分程度しかないためです。それ以上に時間をかけると、患者さんたちの待ち時間がどんどん雪だるま式に増えていってしまいます。

また医療機関側としては、診察数が少ないと、採算がとれなくなる、ということもあります。診察以外の時間も含めて、内科では8分が採算ラインといわれています。診察前の検査結果やカルテチェック、患者さんを呼んでから診察室での診察時間、その後のカルテの記載、処方、などなど、全部含めての８分です。

このため、視診・問診・聴診・触診などの診察をし、検査結果を説明し、処方薬について説明するための診察時間が、せいぜい３〜５分になるわけです。糖尿病は他の病気と一緒にあることが多く、その病気の診察や説明なども必要です。３〜５分は、一瞬です。

このため、通常の保険診療で、食事療法について十分な説明をする場合には、管理栄養士の協力が必須となります。熱意ある管理栄養士さんがいる場合には、しっかりと説明をしてくれます。

一方、運動療法については、食事療法の指導以上に時間がかけられていません。医師が運動療法について、先ほどのような事情で３〜５分の診察時間内に言及するのは、非常に困難です。栄養指導の場合の管理栄養士のように、医師以外の専門家に任せることもできません。というのも、「運動療法について指導する医療職」というものが、糖尿病においては存在しないからです。

能力的には、リハビリに関わる理学療法士などのスタッフが指導可能ですが、理学療法士が保険診療で運動療法について指導を行う、という制度がないのです。理学療法士は、あくまで病気にかかった後のリハビリを担当する役割を担っています。このため、短い診察時間で医師が「運動するといいですよ」といった一言をかけるくらいで限界なのが現状なのです。

しかし、運動療法の血糖値改善効果は、十分に行えば、絶大です。運動すれば血糖値が上がりにくくなり、下がりやすくなります。身体だけではなく、精神面でも改善する効果があります。しかも、適切に行えば、運動には「薬の副作用」のようなデメリットもありません。

運動療法は、非常に有効な治療ですが、医療の現場では労力が割《さ》けない、というのが現状です。保険診療で何でもかんでもカバーするのは、財政的に無理があるのです。

血糖値にいい影響を与える運動方法

こういった状況を鑑《かんが》みて、読者の皆さんには、自ら運動習慣をつけることをおすすめします。なかでもおすすめしたい運動は「有酸素運動」です。ウォーキングや軽いジョギング、ゆっくりと行う水泳などです。

そして、有酸素運動を始めるタイミングは、栄養状態を改善した後が、最も効果的です。というのも、ある程度の有酸素運動をした状態では、体内の「糖」の蓄えが尽きます。「体内の糖を使ってから、脂肪が燃える！」などのフレーズを、よくダイエット関連の記事で見ますが、これはある意味、その通りです。「体内の糖」は、肝臓や筋肉の細胞内に「グリコーゲン」という形で蓄えられています。そういった、体内の糖の蓄えが尽きたときに、主に使われるエネルギー源が「脂肪」に変わります。直前に食べた脂質があれば、それがまず燃えて、それも使い切った後に、体脂肪がやっと燃え始めます。

しかし、それと同時に「糖新生《とうしんせい》」という代謝も起きています。これは、タンパク質と、一部の脂質から、ブドウ糖を作り出す代謝です。糖新生の材料となるタンパク質も、直前に食べた分のタンパク質があれば、それが初めに使われます。しかし、食べた分のタンパク質が枯渇《こかつ》すると、今度は身体を構成するタンパク質が糖新生の材料となってしまうのです。つまり、筋肉などが「糖新生」の材料となって減ってしまうのです。

筋肉が減れば、「基礎代謝」も減ってしまいます。基礎代謝とは、何もせずに安静にしているときの消費エネルギーのことです。

多くの人は、すでにタンパク質不足であるといえます。そのため、何の備えもなく、いきなり有酸素運動を行うと、高い確率で糖新生による筋肉の減少が起こります。「私はタンパク質不足なんてないから大丈夫！」と思った方。残念ながら、あなたも高い確率でタンパク質不足です。タンパク質不足がないといえるのは、次のような条件がある人です。

①毎日肉を450gほど食べている
②毎日、卵を10個ほど食べている
③毎日、ホエイプロテインを1日に2～3回飲んでいる

タンパク質不足は非常に軽視されていますが、多くの人が「深刻なタンパク質不足」の状態であることに気づいていません。また、医療機関でも教えてくれません。

タンパク質の詳細については、後述します。

運動による筋肉の減少を避けるために、まずは「タンパク質不足」の解消から始めましょう。肉や卵、プロテインなどで体内にしっかりタンパク質を供給し、タンパク質不足が改善されてきたら、次のステップとして「筋肉トレーニング」を行います。

スクワットなど、自分の身体の重さを利用した自重トレーニングが手軽でよいでしょう。

有酸素運動は、筋トレの習慣がついてから行ってください。

まとめると、次のようなフローが運動療法の理想になります。

①肉、プロテインなどで高タンパク食にする
　↓
②スクワットなどの筋肉トレーニング
　↓
③ウォーキングなどの有酸素運動を行う

繰り返しますが、タンパク質不足のまま有酸素運動をすると、かえって筋肉を減らすことになるので、優先順位を大事にしてください。筋トレは１回30分を週に３回、有酸素運動は１回30分を週に５回が目安です。

ちなみに、「筋肉量の多さ」＝「血糖値の上がりにくさ」はイコールではありません。安静時には、筋肉が多いとその分の消費が増えるので、弱いＳＧＬＴ２阻害薬を飲んでいるような感じで、常時、血糖が消費されます。この分、糖新生が起きたり、脂肪が燃えたりします。ところが、「食事をとったときに筋肉内へブドウ糖が入るかどうか?」は、「食事の前に筋肉でどれだけグリコーゲンを使ったか?」に関わります。

食前に運動していない状態なら、筋肉があろうとなかろうと、あまり影響はありません。

標準的な薬物療法の現状は

保険診療が適用される治療は、先のように時間に余裕がないため、薬物療法についても十分に説明する時間がないという現状があります。そのため、「どんな薬かよくわからないけれど飲んでいる」という患者さんがほとんどになります。

糖尿病の処方薬で典型的な処方パターンの一つは、次のようになっています。

DPP‐4阻害薬（1剤のみ）↓SGLT2阻害薬を追加↓他の内服薬を追加↓インスリン

糖尿病の標準治療で行われる薬物療法では、とにかくインスリンの早期導入が基本です。また、内服薬や他の注射薬（GLP‐1製剤）との併用も最近では増えてきています。

これらの薬について、先のような理由から、十分な説明がなされないまま処方され、それを何となく飲み続けている患者さんがほとんどです。まずはこのそれぞれの薬について、どのようなものか、理解を深めるために、ここから見ていきましょう。

現在の第一選択薬「DPP-4阻害薬」

ＤＰＰ-４は「ジペプチジル ペプチダーゼ-４（Dipeptidyl Peptidase-IV）」の略です。作用の特徴としては、「血糖値が高いときだけ、インスリン分泌を促して血糖値を下げる」というものです。このため、ＤＰＰ-４阻害薬だけを飲んでいる場合には、低血糖になるリスクがあまりありません。他の世界各国とは違い、各種の事情によって、日本では糖尿病の「最初に処方する薬（第一選択薬）」とされています。

その理由の一つが、副作用が少なめ、という点にあります。お値段はそこそこ高めです。作用をまとめると、次のようになります。

・インスリン分泌促進（血糖値が高いときのみ）
・すい臓のベータ細胞を増殖させる作用
・グルカゴン分泌抑制
・胃排泄能《はいせつのう》抑制
・中枢性食欲抑制作用

「食欲を抑える」とか、「胃の動きを抑える」というのも、血糖値を下げるという点では有効な作用です。また、グルカゴンは血糖値を上げる作用があるホルモンなので、その分泌を抑えることで、血糖値を下げる働きを行います。こうした作用を見ていくと、DPP‐4阻害薬が広く使われている理由がわかります。

注射で打ち込む「GLP‐1受容体作動薬」

簡単にいうと、先のDPP‐4阻害薬の注射版が、GLP‐1受容体作動薬です。毎日打つタイプと、週に1回のタイプがあります。

毎日打つタイプは手間がかかりますが、その分、針がインスリン注射と同じものが使える上、細いので痛みがほとんどありません。一方で、週に1回タイプは、手間は少ないですが、その分、針が太く、打つときの痛みもしっかりあります。

直接打ち込む分、DPP‐4阻害薬よりも血糖値を下げる効果が強めで、食欲を抑える作用も強く現れます。「注射でダイエット!」といった売り文句で、自由診療のクリニックで処方されているほどです。低血糖が起きづらく、その他の副作用も少なめのため、糖尿病治

資料6　ＧＬＰ-１の各臓器での生理作用

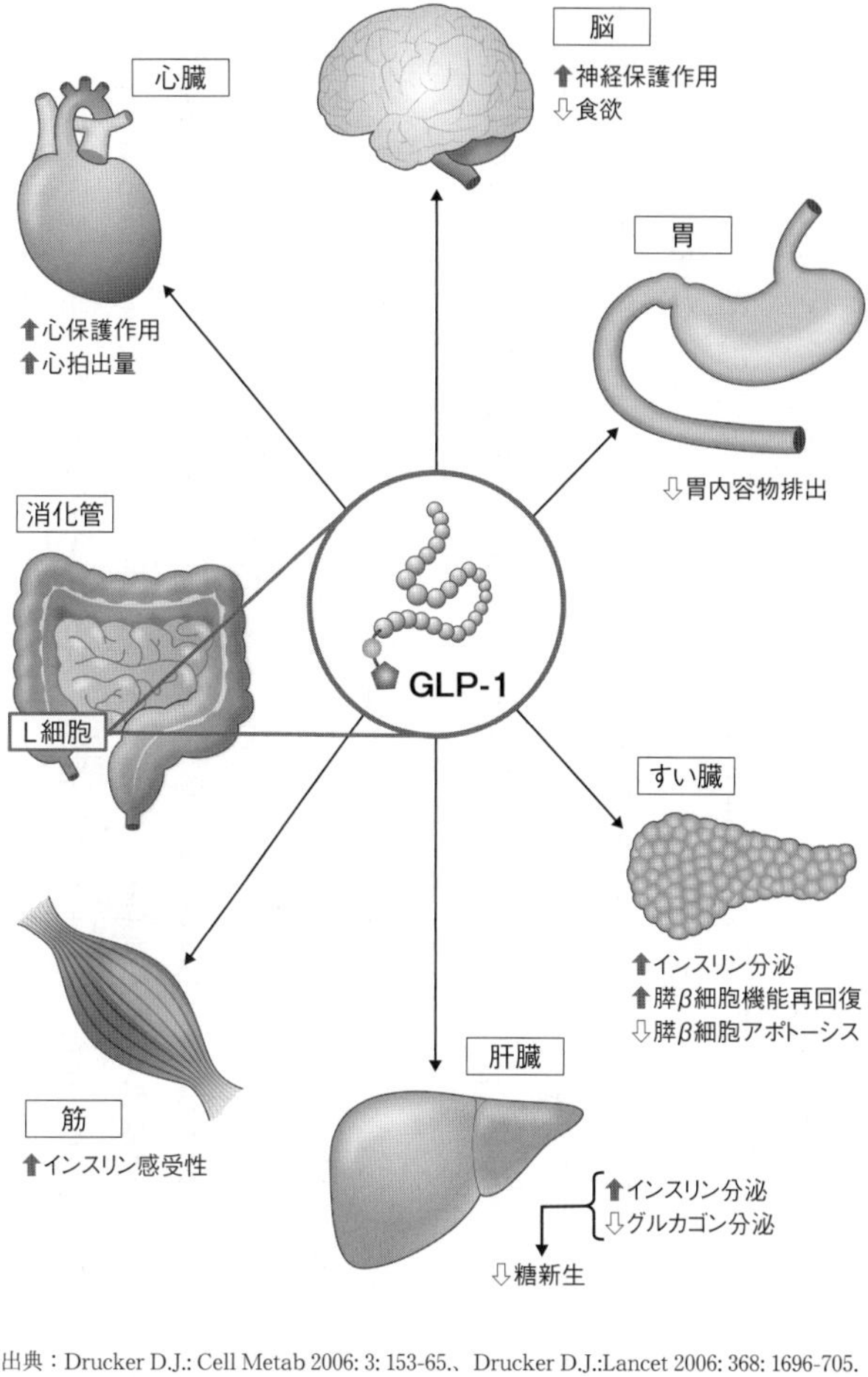

出典：Drucker D.J.: Cell Metab 2006: 3: 153-65.、Drucker D.J.:Lancet 2006: 368: 1696-705.
より作成

療以外にも処方されています。

そして最近、内服タイプのＧＬＰ－１受容体作動薬がニュースになりました。具体的には、２０２０年６月29日、グルカゴン様ペプチド－１（ＧＬＰ－１）受容体作動薬セマグルチドの経口薬（商品名「リベルサス錠」３mg、同錠７mg、同錠14mg）の製造販売が承認された、という内容です。２０２１年２月５日に発売となり、現在は保険適用での処方が可能な状態です。

ただし、日本での保険診療において、糖尿病薬に限らずどの新薬も、発売後１年経つまでは、２週間分までしか処方できない点については、知っておきましょう。

薬による糖質オフを可能にした「ＳＧＬＴ２阻害薬」

ブドウ糖を尿中に出すことで、血糖値を下げる薬です。入ってくる糖を減らすのが糖質オフですが、ＳＧＬＴ２阻害薬の場合は、出す分の糖を増やすため「薬による糖質オフ」といった表現をされる場合もあります。

この薬について、産業医が受ける講習で、講師の専門医が「ＳＧＬＴ２阻害薬には、血糖値がそれほど下がっていないのに心臓や血管などの合併症を大きく減らす効果があります。凄《すご》い！　でも、それがなぜ起こるのかよくわかりません」というようなことを言っていたのを思い出します。「ああ、だから専門医の先生は糖質オフが理解できないんだなぁ」と、講義を受けながら、しみじみ思いました。専門医ほど「高血糖こそが合併症を起こす」という思い込みがあるために「過剰なインスリンこそが合併症の原因」という考えにいたらず、気づくことを拒否してしまっているのです。実際には、ＳＧＬＴ２阻害薬がブドウ糖を尿に出す分だけ、インスリンの分泌が減少するために、合併症も減っているのです。

私は講習を受けながら「糖尿病の合併症は、主に高血糖自体ではなく、インスリンによって起きるからですよ」と心の中でつぶやきました。糖尿病の専門家に糖質オフが広まらない理由がよくわかる出来事でした。糖尿病の専門医ほど糖質オフを受け入れず、一般の方の方が糖質オフをすんなり理解して実践できることが多いのは、こうした理由があるのです。

また、ＳＧＬＴ２阻害薬を使うと血圧も下がるのですが、これについても専門家ほど、その理由について理解ができていません。血圧が下がるのもインスリンが減るために起こることですが、「インスリンには低血糖しか副作用がない」と思い込んでいるために、理解できないのです。「血圧を上げるナトリウムが出るから？」と考察されたり、「ブドウ糖に引っ張られて尿から水分が多く出るから？」などの芯を外した推察がされたりしています。

どちらもズレています。「インスリンが減るから、血圧が下がる」のが、この本質です。

インスリンは、水とナトリウムを体内に留める作用があります。インスリンの分泌が減れば、溜《た》まっていた水とナトリウムが体外へ出ていくため、むくみがとれて血圧が下がります。「水ぶくれ」「水太り」といったむくみっぽさは、インスリンの作用によるものなのです。

さて、SGLT2阻害薬に話を戻して、その副作用について見ていきましょう。

・脱水
・痩せ過ぎる
・膀胱炎《ぼうこうえん》などの尿路感染症
・陰部白癬《はくせん》（股のあたりのカビ）
・低血糖
・皮膚症状
・アシドーシス

まず「脱水」については、先の通り、尿に出すブドウ糖と一緒に水分も引っ張られて出ていくためです。また、脱水に伴って、脳梗塞《のうこうそく》や心筋梗塞などのリスクもあります。

肥満の場合には「痩せる」副作用は歓迎できますが、もともと痩せている人がＳＧＬＴ２阻害薬を飲むと、痩せ過ぎてしまいます。また肥満がある人の場合は、血糖値が下がると空腹感を感じて食事の量が増えることがあり、体重減少にはつながらない場合があります。

痩せ過ぎの人にＳＧＬＴ２阻害薬が処方されている例を何例も診たことがありますが、普通体型や肥満の人とは異なり、さらにひどく痩せてしまうことがあるため、避けた方がよいでしょう。

「膀胱炎などの尿路感染症」と、「陰部白癬（股のあたりのカビ）」は、ほぼ同じ理由で起こります。これらは、細菌や真菌（カビ）の栄養となるブドウ糖が、尿中に増えるためです。高齢者のオムツや尿もれパッド、女性の生理用パッドなどを使っている場合には、ほぼ確実に尿路感染症や陰部白癬のどちらかが起きます。この場合は、パッドを綿でできたものに変えると、感染のリスクが減ります。

「低血糖」については、ＳＧＬＴ２阻害薬が効いている間、常にブドウ糖を尿に出し続けることが原因です。血糖値が下がったときでさえも、さらにブドウ糖を尿に出し続け、血糖値が下がり続けます。

「皮膚症状」については、内服から１日目から２週間以内に皮膚症状が起きやすいことが知られていますが、起こる仕組みははっきりしていません。

「アシドーシス」は、身体が酸性になり過ぎた状態を指します。すい臓にあるアルファ細胞は、血糖値を上げるホルモンであるグルカゴンを分泌している、という前述のお話を覚えているでしょうか? SGLT2阻害薬は、このアルファ細胞内へブドウ糖が入ることもブロックしてしまうため、アルファ細胞が「低血糖だ!」と誤認して、血糖値を上げるホルモンのグルカゴンを過剰に分泌し始めてしまうのです。インスリンの自己分泌能力が低下している人にとっては、身体の代謝が大きく狂い、極端に酸性に傾くことがあります。

つまり、血糖値を下げるための薬が、じつは血糖値を上げる副作用も持っていたのです。この新事実は、SGLT2阻害薬が販売された後に発見、公表されました。たとえ正式に認可された薬でも、未知の作用機序《きじょ》や副作用はあると考えた方がよい、と改めて認識させられる出来事でした。

初期にはSGLT2阻害薬がからんだ死亡例も報告されました。その症例を見ると、高齢者に対して、他の「低血糖を起こす薬剤」とともに投与するなど、危険性の高い処方がされていました。重い副作用もあるため、服用の際には十分な注意が必要です。

SGLT2阻害薬は、先の通り「痩せる」という最大の特徴があるために、肥満の2型糖尿病が最もよい適応となります。保険適用となった当初は標準治療であまり使われていませんでしたが、最近では処方量が増えてきています。

その他の内服薬について

スタンダードな処方薬以外にも、糖尿病でよく使われる薬を次から見ていきましょう。

〈SU剤〉

ベータ細胞の部分でも説明したSU剤は、最も古い糖尿病の内服薬の一つです。すい臓のベータ細胞の細胞膜にある「SU受容体」にくっつくことで、インスリンの分泌を促し、持続的にベータ細胞からインスリンを出させ続けます。持続性があるため、「1日1回飲めばいい楽な薬」といえますが、その特性がベータ細胞を過労死させてしまうことは、先に述べた通りです。

SU剤の持続性には、もう一つデメリットがあります。24時間近く効果が持続することから、食べていないときにも血糖値が下がり続けてしまうのです。このため、いつもより食事量が少ないときには、低血糖で倒れることも。また、食前や食間に空腹感が生じやすくなり、食事量が増えて肥満になりやすくなります。その結果、高血糖にもなって、さらにSU剤が増量され、ベータ細胞の過労死が加速する……という負のループに陥ってしまうのです。

またSU剤の作用するSU受容体は、すい臓のベータ細胞以外に、心筋や骨格筋にも存在します。このため特に古いタイプのSU剤などは、心筋への副作用も報告されています。

以前は糖尿病の内服薬が、このSU剤しかありませんでしたが、現在は、よりベータ細胞に優しい薬剤が多種類あります。このため、上記のようなさまざまなデメリットのあるSU剤は、かなり限定された状況以外では使用されるべきではないと私は考えています。もし今、SU剤を服用しているなら、早めに主治医に相談することをおすすめします。

〈グリニド薬〉

SU剤から持続性を差し引いた「短時間版」が、グリニド薬です。SU剤と同じく、SU受容体に結合することで、インスリン分泌作用を促します。内服してから30分程度でインスリン分泌が増え、2〜3時間程度で効果がなくなります。

このため、「速効型インスリン分泌促進薬」ともいわれます。食事の直前に服用することで、食後の高血糖を抑える効果があります。SU剤のような持続性はないため、食前や食間の低血糖は起きにくいという特徴を持ち、すい臓のベータ細胞への負担も、短時間な分だけ、少なくて済みます。なお「食事の直前」とは、「食べ始める10分以内」を意味します。
グリニド薬のデメリットとしては、食事のたびに直前に飲む必要がある、という点です。他の薬が食後のことも多いので、飲み忘れてしまうことも多い薬です。

〈α－グルコシダーゼ阻害薬（α－GI）〉

食前に服用することで、糖の吸収をゆっくりにする作用を持つ薬剤です。トクホ製品などでよく使われるフレーズと同じですが、もちろん、食品に含まれるものよりもずっと効果は高い薬剤です。糖尿病になってしまっている場合は、インスリンの分泌が遅れたり、食後にドバッとインスリンが出なくなったりしています。そこで「糖の吸収をゆっくりにする」ことで、すい臓のベータ細胞への負担を減らし、一気に高血糖になるのを防ぎます。
薬自体が体内にあまり入ってこないこともあり、副作用が少なめであることも特徴です。ただし、消化を遅らせる効果を持つため、その分、腸内でガスが発生しやすくなり、「お腹がガスで張った感じ（鼓《こ》腸《ちょう》）」になったり、オナラが出やすくなります。もとから便秘がちな方の場合には、腸閉塞《ちょうへいそく》（イレウス）のリスクもあります。一応、少しは体内に入るため、

「肝障害」の報告もされています。とはいえ、糖尿病薬の中では比較的安全な薬剤です。

「グリニド薬＋α－グルコシダーゼ阻害薬」の合わせ技でインスリンを離脱する

インスリンの自己注射を離脱するときに、内服薬が大変役立つことがあるので、ここで紹介しておきましょう。先に記したグリニド薬は、自己注射離脱を進める上で、非常に重要な役割を果たします。多めの単位数（1日10単位以上）などの状態から、糖質オフ&インスリン離脱をする場合には、グリニド薬を検討する余地があります。

私がよく処方していたのは、α－グルコシダーゼ阻害薬との合剤でした。α－グルコシダーゼ阻害薬も、毎食直前に服用する薬なので、飲むタイミングが同じであることから、合剤にするのにとても都合がよいのです。

とはいえ、グリニド薬もベータ細胞に負担をかけることには違いありません。ずっと使い続けると、ベータ細胞を減らしてしまうリスクがあります。そのため、薬だけに頼らずに、糖質オフや内臓脂肪を減らすことなども同時に進めることで、早めにグリニド薬からも離脱するのが、「脱インスリン」を安定させるポイントです。

逆に、グリニド薬が効いている最中に、糖質オフや内臓脂肪を減らすことができなければ、再びインスリン自己注射に戻ることになります。最後のインスリン離脱という「ワン・チャンス」をくれる薬剤です。インスリン離脱については、後ほど詳しく記します。

〈チアゾリジン誘導体〉

インスリンの抵抗性を減らし、インスリンを効きやすくする薬です。また、血糖値を上げるホルモン「レプチン」の分泌を抑えたり、糖尿病や動脈硬化に効果のある「アディポネクチン」というホルモンを増やす働きを持つなど、さまざまな働きがあるといわれますが、私は、この薬を処方していた頃、あまり効果を感じませんでした。

そこで、他の症例報告などを調べてみたところ、「チアゾリジン誘導体だけの処方でも凄く効果があった！」というような報告がありました。そこで、数多く処方してみましたが、私が診た症例では「劇的に効いた！」というケースはありませんでした。チアゾリジン誘導体を中止したときにも、血糖値やHbA1cはほぼ変わりなかったため、次第に処方しなくなった薬剤です。

この薬は標準治療でも、あまり注目されていません。というのも、効果が少なめという以外に、心不全、体重増加、浮腫（女性に多く発現）などの副作用がしばしばあるためです。

作用自体は幅広く健康に役立ちそうですが、実際に投与したときにはあまり効果が確認できず、副作用はそこそこ出てしまう、という薬剤です。

〈ビグアナイド薬〉

世界的には「最初に処方する薬（第一選択薬）」となっている薬剤です。日本では前述の通り、DPP-4阻害薬が第一選択薬です。

ビグアナイド薬は古くからある薬剤なので、値段が安いのが特徴です。また、量を増やせば、効き目がはっきり確認できる薬剤でもあります。

半面、副作用を含めたデメリットが非常に多い、という特徴もあります。増量しない限りほとんど効かず、増量すると副作用の確率が上がって、副作用も強く現れてしまいます。

なかでも、副作用の「乳酸アシドーシス」は致命的な場合があり、死亡例も数多く報告されています。他剤との併用（特にSGLT2阻害薬など）で、アシドーシスのリスクが高くなることがわかっています。これは、古い薬にはよくある特徴です。

つまり「作用する部分が大雑把《おおざっぱ》＝広過ぎる」ということ。このため、副作用につながるような「止めてはいけないところ」まで、ブロックしてしまいます。

最近の薬剤は、病気に関連する部分だけを止めて、その他には影響が少ないようにする、という流れになってきています。こういった「古い大雑把なタイプの薬剤」を安定して使うには、逆に深い経験と知識が必要です。それでも、急に副作用が起きることがしばしばあるため、内服し始めだけでなく、安定して飲んでいる場合にも常に注意が必要です。

実際にビグアナイド薬は、一時期、副作用報告が相次いだため、日本ではほとんど使われなくなっていました。最近では再評価され、また処方されるようになってきていますが、今でも糖尿病薬の中で副作用には特に注意が必要な薬剤である、という点は変わりありません。

「1粒で2度おいしい⁉」合剤化の流れ

最近では、糖尿病薬にも２〜３種類の薬を合わせる「合剤化」の流れがきています。私も先に述べた通り、グリニド薬＋α-グルコシダーゼ阻害薬をよく使ってきました。

製薬技術の進歩によって可能になった合剤化は、患者さんにとっては、錠数が減ったり、薬の値段が下がるというメリットがあります。ドクターにとっては、「７剤以上の処方だと処方箋の発行料が減る」というペナルティを避けることができるメリットがあります。合剤は１剤としてカウントされるからです。

また、合剤を作る製薬会社にとっては、ジェネリック（後発品）によって奪《うば》われたシェアをまた奪い返す一つの方法になります。今は強力に後発品への切り替えが推奨《すいしょう》されているため、先発品の薬剤の売り上げが減りました。合剤を出せば、また少し自社の製品に戻ってくる、ということです。

このように、多方面にメリットがある合剤化は徐々に進んでいます。後発品との組み合わせの方が安いことが多かったり、薬の量の調節がしづらかったり、合剤のうち一種類だけ休薬するといった細かい調整がしづらくなる、といったデメリットもあります。とはいえ、基本的には患者さんにも医師にもメリットの方が多いので、合剤は当たり前に処方されるようになりました。

（5）なぜ血糖値が上がるのか？

血糖値を直接的に上げる栄養素は、糖質のみです。ごはんやパン、麺類、果物や砂糖が使われたお菓子など、糖質を多量に含んだ食品を食べると血糖値が上がる、というじつにシンプルな因果関係です。

ただし、糖質の摂取以外にも、血糖値が上がる場合があります。糖質以外で血糖値が上がる要因は、大きく分けて次の３つです。

①糖新生
②インスリン抵抗性
③抗インスリンホルモン

次からこの３つの詳細について、順番に見ていきましょう。

糖質以外で血糖値を上げる要因①――糖新生

これまでに何度か取り上げてきた糖新生は、タンパク質と一部の脂質（奇数鎖《きすうさ》の脂肪酸）からブドウ糖を作り出す代謝でした。その名の通り「糖を新たに生み出す」身体の働きです。

この糖新生が起こるタイミングは、血糖値が下がったときです。糖尿病の人が血糖値を測定していると、朝方、食べていなくても血糖値が上がることがありますが、それはこの糖新生が関係しています。もちろん、他の要因としてあげた「インスリン抵抗性」や「抗インスリンホルモン」なども同時に関与しています。

糖新生単独では、必要以上にブドウ糖を作り出すことはなく、血糖値が上がるといっても、70～110㎎／dL程度の問題のない範囲に収まります。しかし、他の2つの要因「インスリン抵抗性」と「抗インスリンホルモン」とが重なると、生理的範囲以上に血糖値が上がってしまいます。そのときの「主犯格」が、「インスリン抵抗性」です。

糖質以外で血糖値を上げる要因②――インスリン抵抗性

インスリン抵抗性で血糖値が上がると、「血糖値が上がったまま、下がらない」状態になります。「インスリン抵抗性が高い」というのは、インスリンが効きづらい状態をいいます。

血糖値が上がっても、本来はそれを下げるためのホルモンであるインスリンが作用すれば、血糖値は下がります。しかし、インスリン抵抗性が高いと、インスリンの効き目が現れずに血糖値がなかなか下がらないことになります。

ではなぜ、インスリンが効きづらくなるのでしょうか？　基本的には、インスリンが効くのに無理がある状態になるからです。

インスリンで血糖値が下がるのは、血液中のブドウ糖を細胞の中に入れ込むからです。しかし、細胞の中がすでにブドウ糖でパンパンの状態なら、インスリンが作用してもそれ以上、ブドウ糖が入っていきづらくなります。満員電車に人がいっぱいの状態をイメージしてください。電車は細胞、乗客がブドウ糖、それを押し込んでいる車掌さんがインスリンです。車掌さんがどんなに押し込んでも、電車の中に人がいっぱいだと、それ以上乗れません。

体内のどの細胞にも「血糖」＝「血液中のブドウ糖」は入っていきますが、ブドウ糖がたくさん入るタイプの細胞があります。それは、次の３種類の細胞です。

①脂肪細胞　②筋細胞　③肝細胞

脂肪細胞は、ブドウ糖を「脂質」に変えて、脂肪細胞内に蓄えます。筋細胞と肝細胞は、ブドウ糖を取り込んで「グリコーゲン」として蓄えます。「インスリン抵抗性が高い」という状態では、この３つともが「満員」状態になっています。

脂肪細胞が満員状態になると、脂肪細胞のサイズが大きくなるだけではなく、数が増えてきます。こういった脂肪細胞の「数が増えてくる」状態では、さらにインスリン抵抗性を高める（＝インスリンが効きづらくなる）物質を分泌することが知られています。

肝臓が満員状態になると、肝臓全体が膨《ふくら》んで「脂肪肝」になります。それでもさらに詰め込まれると、いよいよ炎症が強くなって「非アルコール性脂肪性肝炎（ＮＡＳＨ）」になります。いわゆる、肝炎です。さらに進めば、肝硬変、肝不全、肝がんなどになります。

筋肉も、満員状態からさらに詰め込まれると、霜降り状態になります。人間の筋肉も、霜降りの和牛のお肉（牛の筋肉）と同じ状態になるのです。

細胞に入り切らなくなったブドウ糖が、身体のあちこちに悪影響を与えることがよくわかります。その解決法は非常にシンプルで、糖質を控えるだけ。それだけで、細胞にブドウ糖がパンパンの満員状態になることを防ぎ、インスリン抵抗性を低く抑えることができます。

糖質以外で血糖値を上げる要因③――抗インスリンホルモン

私たちの身体には、インスリンの効き目を抑えるホルモンがあります。こういったホルモンは、「抗インスリンホルモン」や、「インスリン拮抗《きっこう》ホルモン」と呼ばれます。主なものには、以下のようなものがあります。

・成長ホルモン

脳の下垂体《かすいたい》というところから分泌されます。名前の通り、成長を促す作用があります。そして、血糖値を上げる作用も持っています。

・副腎皮質ホルモン（コルチゾール、アルドステロン）

コルチゾールは副腎の「皮質《ひしつ》」という部分から分泌される、ストレスに適応するときなどに出るホルモンです。副腎は腎臓の上にある小さな臓器です。アルドステロンも同じ「副腎皮質」から分泌されるホルモンで、血圧を上げたり、カリウムを体内に留める作用があります。

・副腎髄質ホルモン（カテコールアミン）

副腎の「髄質《ずいしつ》」というところから分泌されるホルモンです。髄質は、副腎の内側の部分です。カテコールアミンには、アドレナリンやノルアドレナリンがあり、主に興奮するときに分泌されるホルモンです。

・甲状腺ホルモン

その名の通り、甲状腺から分泌されるホルモンで、代謝を上げる働きがあります。甲状

資料7　副腎皮質と副腎髄質

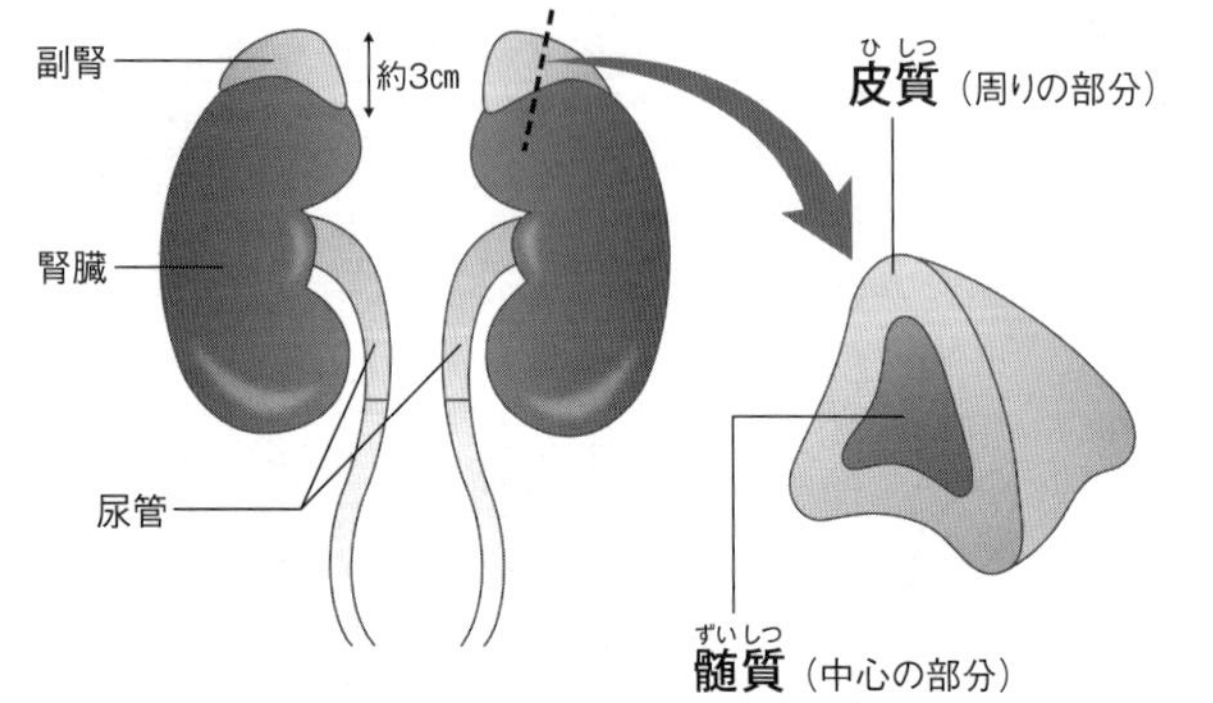

腺は、男性では喉仏《のどぼとけ》の下の部分にある臓器です（女性も同じ辺りにあります）。

・グルカゴン

すい臓のアルファ細胞から分泌され、血糖値を上げる作用の他、胃腸の動きを抑える作用などがあります。

・ソマトスタチン

脳の視床下部や、すい臓、消化管などの複数の臓器から分泌されます。下垂体に作用し、成長ホルモンの分泌を抑えたり、胃液・胃酸を抑えるなどの働きがあります。

このように、私たちの身体には血糖値を上げる作用を持つホルモンが多種類あります。対して、血糖値を下げるホルモンはインスリンのみです。そのため、何らかの病気でこれらのホルモンが必要以上に分泌されることがあると、インスリンの働きとのバランスが崩れて、血糖値が上がり過ぎてしまうことがあります。ホルモンの代謝に異常がある場合には、原因となる病気の治療を行うことで、血糖値のコントロールを改善することも重要です。

血糖値が上がる前にブドウ糖を消費させるには

血糖値が上がる原因についてここまで述べてきましたが、上がる前に下げるための方法について、少し触れておきましょう。

糖新生のくだりで、ブドウ糖をとり込みやすい細胞の一つに、筋細胞があるとお伝えしました。食後に上がる血糖値のうち、約80％は筋肉にとり込まれるという報告もあるほどです。つまり、筋肉に血糖がとり込まれるかどうかが、血糖値に大きく関係するのです。

血管内にブドウ糖があふれかえる前に、筋肉が血糖をとり込んでくれるかどうかは、筋肉でエネルギーを消費したか……つまり、「運動したかどうか」にかかってきます。

運動して筋肉を動かしていれば、インスリン抵抗性は当然ながら、下がります。逆に、運動しないまま糖質をとりまくっていれば、インスリン抵抗性は高くなります。つまり、糖尿病患者とその予備軍であふれかえっている現代日本人は、「相対的な運動不足」かつ「絶対的な糖質過剰」だということです。

そういうと、「コメを食べないとエネルギー不足になる！」「日本人は昔からコメを食べてきたんだ」と主張する人が出てきます。実際に、江戸～明治時代の日本人は、貧富の差や地域によって差はありますが、平均的にはおおむね1日3～6合ほどコメを食べていたようです（＊14）。

それに対して、現代日本人の平均摂取量は、1日約1・1合（150g）です（平成17年「米の消費動向等調査」農林水産省）。

現代人と比べて、江戸～明治期の日本人は3～6倍ものコメを食べていたのに、当時はメタボも糖尿病もはるかに少ない状況でした。

その差の原因の一つが、運動量です。100年前の運動量は、現在とは段違いでした。

車もなく、鉄道も明治時代に整備が始まったわけですから、当時の移動手段は、徒歩でした。明治時代になって鉄道が走り始めはしましたが、運賃の高さから、庶民は気軽に利用することは難しかったでしょう。今では「健康のために1日1万歩、歩きましょう」といわれますが、明治・大正時代には、仕事や学校に行くために片道10～20kmを毎日往復する生活が当たり前だったわけです。往復で１日30㎞とすると、歩数でいえばじつに４万歩以上です。当時の人は、動きにくい着物と下駄で、その距離を歩いていました。

家事も、今とは比べられないほどの重労働でした。料理をするにも、スイッチ一つで火がつくわけもなく、薪《まき》や炭を持ち運んだり、燃えた後の灰を片付けたりする必要もあります。現在のようなガスコンロは、昭和32年（１９５７年）に登場したそうですから、割と最近のことです。また、大正末期の水道の普及率も20％程度だったそうですから、当然ながら、家の外にある井戸や川から水を汲《く》んで運ぶという重労働があったわけです。

こうした状況を考えればわかるように、当時の日本人は、起きている間中、身体を動かしていました。「明治時代にはコメをたくさん食べていたけれど、糖尿病はなかった！　だからコメでは糖尿病にならない」という主張が通らないことがわかります。

逆に、明治時代並みに３６５日、最低でも４万歩以上歩いて身体を動かし続ければ、糖質を多めに摂取していても、糖尿病になりにくいといえます。筋肉中のグリコーゲンを使いまくれば、筋肉に血糖（血液中のブドウ糖）が当然ながら入っていき、消費されるため、インスリンの分泌量も少なくなります。

（6）国や標準治療が糖尿病をつくっている？

ガイドラインを守っても、糖尿病の患者だけは急激に悪化するという事実

現代の便利な生活の中で、糖質をたくさんとることで、どんなことが身体に起こるかをこれまでにお伝えしてきました。本節では、この現代人の身体に起こっている変化に対して、なぜ私たちはうまく対応できないのかについて、詳しくお伝えしていきましょう。

私が医師になるべく研修を終え、ようやく外来診療を一人で始めた頃、「あること」を実感するようになりました。それは、糖尿病の患者さんだけ、かなりのスピードで悪化していくということです。

当時の私は、「ガイドライン至上主義」といえるほど、治療のガイドラインの内容を守っていました。そして、その悪化していった患者さんたちも、その内容に沿った運動や食事をしていました。それなのに、改善するどころか、どんどん悪化していったのです。

私の実感は、実際に数字にはっきりと表れています。冒頭でもお伝えしたように、現代は日本国内の、糖尿病が疑われる人と可能性を否定できない人を含めると、2000万人にもなる時代です（平成30年版厚生労働白書より）。1997年には1370万人でしたので、いかに急激に増えているかが、よくわかります。

そして、糖尿病と診断されたときに、患者さんから最もよく受ける質問が「一生、薬をやめられないんですよね？」です。これだけ糖尿病患者や、その可能性がある方が増えている状況なので、身近に糖尿病の人がいて、ずっと薬を飲み続けているのを見聞きしてきたのでしょう。

「薬をやめられない」ということは、「治らない」ということです。このため、よく「糖尿病は治らない病気」「一生付き合っていく病気」といわれます。それはその通りで、現代の標準治療では治らないし、薬もほとんどやめられません。とはいえ、「落ち着いた状態にする」ことも非常に大切なので、従来の標準治療が果たす役割は大きいものがあります。また、糖尿病が悪化したときの救急対応でいえば、新旧の治療法はあまり違いがありません。

つまり、糖尿病に関する従来の標準治療は、急性期に関しては非常に優れた治療法だということです。逆に、慢性期や予防に関しては、非常に限定された効果であるといえます。

糖尿病患者が増え続ける、一番の要因

治せない、薬がやめられない標準治療だけが、糖尿病人口の増加に影響したわけではありません。むしろ、標準治療を含めた治療は、病気になってからの話です。糖尿病人口が増えたのにはその他の要因があります。その一つが、ここまでにも何度もお伝えしたように、世の中に糖質があふれていることです。

テレビやSNSには、常に美味しそうなスイーツやスナック菓子、ラーメン、パスタなどの写真や映像が流れています。コンビニやスーパーへ行けば、それらの商品がずらりと陳列されています。思わず目が留まり、手に取り、買い物かごに入れてしまう、という経験は誰もがあることでしょう。

人間には「見たら欲しくなる」という性質があります。脳内では糖質を見ただけで、ドーパミンがドバドバ分泌され、「欲しくてたまらない!」と、なります。人間のこの性質を利用して、企業は日々、宣伝を行っています。マーケティングのプロたちが、あの手この手で買わせるための策を次々に打ち出してくるのですから、一度目にしたらまんまと乗せられる、と思っておきましょう。目にしないのが根本対策です。

そもそも、糖質は依存性の強い栄養です。購入するコストはさほど高くなく、摂取することである程度の満足が得られ、さらにまた欲しくなる。企業が売り上げを伸ばすには、格好の条件が揃っています。

こうした条件が揃う中、従来の標準治療は、糖質の摂取を止めるどころか、むしろ「とれとれ！」と言ってきました。従来治療の食事指導は「全エネルギーのうち6割は炭水化物からとりなさい」という内容になっています。血糖値を直接的に上げるのは、糖質だけです。それにもかかわらず、食事の半分以上を糖質にせよ、と指導しています。

糖質オフが普及した近年では、さすがに「スイーツやジュースは控えましょう」となってきましたが、まだその程度です。

妊娠糖尿病の入院食にスイーツが出されている⁉

インスリン抵抗性が高まる妊娠中の場合、糖質過多な食事の影響は、さらに深刻になります。妊娠中は血糖値が高くなりやすいことは知られています。実際に、それまで問題がなかったのに、妊娠してから血糖値が上がりやすくなり、妊娠糖尿病と診断される妊婦さんも少なくありません。

ところが、妊娠糖尿病で入院中の妊婦さんには、血糖値を下げるためのインスリン注射が投与されると同時に、血糖値を上げるスイーツやお菓子などが出されています。間食として、クッキー、プリン、フルーツ、砂糖入りヨーグルト、パン、おにぎり、せんべいなど……中には、ミニカップラーメンが出る病院もあるといいます。

当然ながら、食事のたびに血糖値はガツンと上がります。そして、入院中なので「食べたかどうか?」の食事摂取量が病院のスタッフから毎食チェックされ、残すと苦言《くげん》を呈《てい》されます。「食べることも治療のうちですよ」といった説明がなされます。そして、食べて血糖値がガツンと上がれば、インスリン注射を打たれます。そのようなことが積み重なり、妊娠中に大量のインスリン注射を打つと、巨大児や流産のリスクも高まります。

最近では、こうした治療を見直す医療機関も出てきましたが、いまだに、こうした従来治療の方針で提供される治療と入院食を行っている病院が多勢を占めています。

このように、生理的にも、社会的にも、経済的にも、「糖質過多の土台」ができあがっています。その結果、糖尿病になると、従来の標準治療によって「糖質を抜くな、しっかりとれ」という指導がなされます。

その指導に従い、糖質をとればとるほど、血糖値は上がり、薬は増えていくのです。

国が糖尿病をつくっている

先のように「多くの場合で薬は増えるし、治らない」という従来の標準治療の方針を決めたのは、いったい誰？　というと、それは国です。つまり、「糖尿病とその予備軍２０００万人」という現状をつくった責任の一端は、国にあるといえます。

たとえば、「日本人の食事摂取基準」は厚生労働省が公表している基準です（厚生労働省、日本人の食事摂取基準、２０２０年版　https://www.mhlw.go.jp/stf/seisakunitsuite/bunya/kenkou_iryou/kenkou/eiyou/syokuji_kijyun.html）

そこでは「エネルギー量」として「kcal（キロカロリー）／日」が採用されています。つまり、いまだに「カロリー理論」などという時代遅れの概念が採用されているわけです。人体では食べ物をとったときに「酵素的な代謝・消化」が行われているのに、「食べ物を燃やして水をどれだけ温めるか？」という見当違いの考えが使われています。

そして、この「日本人の食事摂取基準」は、保健施設や事業所、学校給食など、日本国内のあらゆる所で使われています。そして、糖尿病の標準治療で行われる食事指導でも採用されています。

しかし、エネルギーは「PFC量」でみるのが妥当だと私は考えています。Pはタンパク質、Fは脂質、Cは炭水化物もしくは糖質です。これらは、お互いに交換できず、互換性がほぼない栄養素です。

100kcal の肉、100kcal のバター、100kcal のパンは、同じカロリーですが、食べた後の人体での働きは全く違います。カロリーという見当違いな考えで乱暴にひとまとめにするのは、大きな間違いです。ナンセンスかつ、誤解を生みます。

食品表示も「～kcal」ではなく、「タンパク質～g、脂質～g、糖質～g」と表示すべきだというのが、私の考えです。

PFC量での考え方が広まれば、こうした「間違いが判明した旧時代の考え」がいかに時代遅れなのかが、理解されていくでしょう。

「炭水化物6割」はどこからきたのか？

このように、国が公表している基準が古い考えのものだからといって、「国が全部悪い！」と言うのは間違いです。国が健康や医療に関して方針を決めるときには、それぞれの専門家を招集して「検討会」や「委員会」などをつくり、そこで方針をつくっていきます。もちろん、最終的に決めるのは、大臣や役職のある公務員ですが、その手前のところでは「専門家たち」が大きな影響力を持っているわけです。

たとえば前記の日本人の食事摂取基準の場合は、「日本人の食事摂取基準策定検討会」が報告書を作りますが、ほぼ、その報告書の通りに基準は決定されます。検討会のメンバーはほとんどが大学教授で、他には准教授や、大病院の病院長などの先生方が名を連ねています。

その専門家たちが、「炭水化物で全体の6割を摂取せよ」というエネルギー摂取を推奨してきました。最近になって、4〜6割と、少しだけ糖質オフの方向にはなってきています。

しかし、長年にわたる「炭水化物6割」の考えは、医療現場に深く根づいていますし、メディアでもそう喧伝《けんでん》されてきました。

この「炭水化物6割」が、肥満、糖尿病、メタボへの大きな影響を及ぼしてきたのです。

つまり、先の専門家たちが、その責任の重さを心する立場といえます。

誰のための「健康」か？

国内の糖尿病患者とその予備軍2000万人の責任者は、まだいます。それは、健康を他人任せにしてきた人、全員です。

世の中の原理原則として「〜のせい」と言っているうちは、不満がたまり、状況は好転しないどころか悪化していきます。なぜなら、「自分では状況を変えられない」と、自分で思い込んでいる、ということに他ならないからです。「思い込む」ことで、よかれ悪しかれ、現実もその通りになっていきます。「国のせい」「標準治療のせい」と言っているだけではいつまでも状況は変わらず、悪化していくだけです。

ではどうすればよいのかというと、解決の方向性は、じつにシンプルです。逆の「思い込み」をすれば状況は変わります。つまり「すべては自分の責任」「状況は変わる・変えられる」という考えです。自分が変わることで、周囲もまた変わっていきます。

これを糖尿病に当てはめてみると、医師が変わるのを待つとか、国の方針が変わるのを待つ、ガイドラインが変わるのを待つ、という「他人任せ」をやめることになります。今日からすぐに、本書を参考に、糖質オフ・高タンパクという新しい栄養について知り、実践しましょう。

ただし、**現在、薬を服用している人は、主治医への相談が必須です。血糖値を下げる薬を使いながら糖質オフをすると、命に関わる重篤な低血糖を起こす危険があるためです。必ず主治医と相談してください。**

もし、主治医が話を聞かないタイプなら、主治医を変えるのも一手です。幸い、日本の保険制度では、自分で自由に医療機関を選ぶことができます。もし、主治医が紹介状を渡すことをしぶるようなら、「セカンドオピニオンを受けたい」と言うことで、ほぼ１００％、紹介状を書いてくれます。「セカンドオピニオン」という単語は、ポジティブなイメージがあり、その言葉を出すだけで、医師の心理的抵抗が大幅に軽減されるからです。紹介状の発行は、法律的な義務がないため、医師が拒否する場合も多くあります。しかし「セカンドオピニオンを受けたい」とだけ伝えれば、比較的すんなりと書いてもらうことができます。その際には、余計なことを言わないことも大切です。受診先が決まっていない場合には、「まだ決まっていません」と、正直に伝えましょう。

もし、今現在、どんどん病状が進行している場合は、こうしたアクションをすぐに起こすことをおすすめします。現在の糖尿病の標準治療のガイドラインはすぐには変わりません。10～20年単位の年月がかかってしまいます。

糖質オフは数年前まで、「風変わりなダイエット法に過ぎない」という認識でしたが、その劇的な効果から、徐々に一つの効果的な治療法として認識が広がってきました。日本の学会も当初は「断じて認めない！」という姿勢でしたが、最近は態度を軟化させつつあります。

実際、日本もアメリカも、糖尿病学会のトップの医師は、糖質オフへと舵《かじ》を切りました。本書をお読みのあなたも、新しいガイドラインを待つ必要はありません。

第2章　糖尿病の真の黒幕、インスリン

(1) インスリン使用の大きなリスク

「長期的な使用」で危険度が増すインスリン

「薬が増えていくのに、治らない」というのが従来の標準治療だと、先にご説明しました。そしてこの、薬――特にインスリンがどんどん増えていく治療は、私が最も変化を起こしたいところなのです。

インスリンには大きなリスクがあることが、ほとんど知られていません。せいぜい「低血糖になる」くらいです。しかし、インスリンが多い状態が長期的に続くことで、じつはさまざまなデメリットがあります。たとえば、「肥満」「認知症」「がん」などがあげられますが、これもほとんどの人が知りません。

とはいえ「インスリンは絶対的な悪者だ!」と言いたいわけではありません。インスリン注射がなければ、命を落としたであろう人は多くいます。1型糖尿病の多くの症例では、インスリン注射が生きるためには必須です。糖尿病性アシドーシスに陥《おちい》った場合にも、インスリン注射をしなければ、改善は困難です。

こうした両面性があるのは、ステロイドとよく似ています。ステロイドも長期的に漫然《まんぜん》と使うと、副作用がどんどん増えていきますが、症状が急激に悪くなっているときに使うことで、命が助かった症例は私も何度も経験しています。気管支喘息《ぜんそく》の重症発作でのステロイド点滴や、もっと重症な免疫疾患でのステロイドパルスなどの治療です。

しかし、インスリンもステロイドも、漫然と長期的に使用すると、その期間の長さによって副作用が増えていきます。なるべく減らしたり、短期間にすることが、使用上大切です。

なぜインスリンが黒幕なのか？

網膜症、腎症、神経障害といった、糖尿病の三大合併症については、皆さんよくご存じでしょう。しかし、「インスリンの三大慢性リスク」については、ほとんどの方は耳にしたことがないのが普通です。それは「肥満」「認知症」「がん」です。「三大」などと言うからには、とてもよくあるリスクで、糖尿病とセットで起きやすいということです。

ところが、これらの発病とインスリンとの因果関係は、ほぼ認識されていません。糖尿病で合併しやすいリスク、としか広まっていないのです。しかし、実態は「インスリンによる慢性リスク」です。

一般的には、高血糖や血糖値スパイクなどで身体がダメージを受ける、と考えられています。確かに、それらの影響を身体は受けますが、多くは高血糖や血糖値スパイクに引き続いて起きる「過剰なインスリン」による影響なのです。

健康な人の場合は、高血糖と高インスリンはセットで起こります。血糖値が高くなればインスリンが分泌され、高インスリン状態になるからです。ところが、ある程度進行した糖尿病患者の場合、「高血糖なのに高インスリンではない」状態になります。進行した糖尿病では、インスリンを分泌するすい臓のベータ細胞が死滅したり、気絶したりしているため、インスリンを分泌する量が減ってしまっているからです。

本当に高血糖だけでさまざまな糖尿病の合併症が起きるならば、この状態でも合併症は起きてくるはずです。私も以前は、高血糖自体が身体にダメージを与えると思っていました。糖尿病関連の論文や教科書、書籍などでも、そう記述されているからです。

しかし、あるとき福島県郡山市・あさひ内科クリニックの新井《あらい》圭輔《けいすけ》医師が「高インスリンが糖尿病の黒幕」といった情報発信をされているのを目にしました。そのときは「そんなバカな。ダメージは高血糖によるに違いない」と思いました。しかし、徐々に糖尿病治療の現場で、その真偽を我が目で確かめることになりました。

我が目で確かめた「高インスリンで合併症は進行する」

糖質オフを用いた糖尿病治療を進めていた当時、次第に難しい症例も増えてきた頃のことです。中には「インスリンが出なくなってきている症例」も多くありました。従来の標準治療では、インスリンを出させる薬剤を内服し、それでも血糖値が高ければインスリンの自己注射が開始になります。

糖質オフをしていると、食後にあまり血糖値は上がらなくなりますが、「インスリンが出なくなってきている症例」の場合は、糖質オフをしていても血糖値が上がってしまいます。しかし、インスリンが出なくなっている患者さんの場合には、血糖値が上がっていても高インスリン状態にはなりません。

最初の頃、私は「高血糖こそがダメージを与える」と思っていたので、高血糖になるとインスリンを出す薬剤の内服や、インスリンの自己注射を導入していましたが、「もう少し食事で頑張りたい」という患者さんの場合は、インスリンなしで治療を進めるケースもありました。そのような症例では、結果的に「高血糖」かつ「低〜中インスリン状態」となっていたわけです。当時の私は「高血糖のままだと合併症が進むだろうなぁ」と予想していました。ところが、合併症が進んでいくのは、むしろ、高血糖を避けるためにインスリンを出す内服薬を追加したり、インスリン注射を導入した方の症例だったのです。薬の効果で高血糖もHbA1cも低下しているのに、糖尿病による網膜症や腎症の進行が見られました。

一方で、高血糖のままで、インスリンを出す内服の追加やインスリン注射を導入しなかった症例では、網膜症も腎症も進行しない、ということが起きました。

善《よ》かれと思って、内服や注射を追加した患者さんは合併症が進行し、逆に高血糖のままにした患者さんは合併症は進行しないという、予想とは真逆の結果になったのです。しかも、同じことが数例に限らず、ほとんどの症例で次の2点が確認されました。

①高血糖・低インスリンで合併症が進まない
②血糖値が低下しても、高インスリン状態で合併症が進む

自分の患者さんたちのこうした変化を目の当たりにして、私は新井先生が提唱する「高イ

ンスリンこそが危険」ということを確信しました。それは、従来の「高血糖こそが合併症を進める」という考え方とは真逆の結果でした。

インスリンで身体がサビる？

こうした合併症を過剰なインスリンが進めてしまう理由はいったいなぜなのか。それは、インスリンが持つ働きが関係しています。インスリンの働きは大きく2つあり、一つは血糖値を下げること、もう一つが身体をつくることです。

インスリンはホルモンの一種です。ホルモンには、細胞の膜に、そのホルモンに対応した「受容体」というものが存在します。よく「鍵と鍵穴」にたとえられます。「特定の鍵＝ホルモン」が、「特定の鍵穴＝受容体」にはまることで、細胞の中に情報が伝わっていきます。

インスリンがはまるための細胞膜にある特定の鍵穴は「インスリン受容体」といいます。血液に運ばれてきたインスリンは、この「インスリン受容体」にくっつきます。一部のインスリンは受容体からそのまま離れ、血液にまた運ばれていきますが、ほとんどのインスリンは、肝細胞の中で分解されます。すい臓のベータ細胞から分泌されてから、こうして分解されるまで、おおよそ71分程度かかるといわれています（＊15）。

一方、インスリン受容体がその後どうなるかというと、完全には判明していませんが、一部わかっていることの一つに「ドミノ倒しのように次々と情報が伝わっていく」ということがあります。この複雑な代謝反応が次々と起きていくことを「カスケード反応」と呼びます。カスケードとは、階段状に流れ落ちる滝のことです。そこからこの呼び名がついています。

そして、このドミノ倒しのように起こる反応の各段階で「活性酸素」が発生します。活性酸素はその名前の通り、活性が高い状態の酸素で、周りのものと次々とくっついて反応を起こしていきます。これが活性酸素による「酸化」です。そして、体内にあるもの、細胞内にあるものに活性酸素が次々とくっついて構造を破壊していくことを「酸化ダメージ」といいます。

私たちの細胞には、ある程度であれば、細胞内で発生した活性酸素を除去する仕組みがあります。しかし、1日3回も大量にインスリン注射をしているといった場合には、その除去システムが追いつかなくなってしまいます。大量のインスリンによって、除去し切れない大量の活性酸素ができた結果、身体は「サビる」ことになります。

「普通の食事」で体内がサビだらけになる

インスリン治療を受けていなくても、大量の糖質をとり、そのたびに大量のインスリンを分泌していると、同じことが起こります。たとえば、現代日本の「普通の食事」をしている場合は、次のようなことが起きています。

大量の糖質を含む食事をする
←
大量のインスリンが分泌される
←
大量の活性酸素が発生する
←
身体がどんどんサビる

これが、毎食、毎食、３６５日起こることで、身体中の血管や神経を傷つけていくことになります。

糖化と酸化の違いは？

先に、高血糖になると、血液中のブドウ糖が体内の物質にくっついて「糖化」を起こすという話をしました。細胞の場合、ダメージを受ける部分は、最も外側にある膜＝「細胞膜」になりますが、この細胞膜は、糖化をはじめとする色々なダメージから、細胞を守る働きを担っています。たとえば、細胞膜にはビタミンEが存在していて、糖化ダメージなどをビタミンEが肩代わりしてくれているのです。

一方、インスリンは細胞膜上にある「インスリン受容体」にくっつき、細胞の中に入り込んで活性酸素を発生させます。つまり、インスリンは細胞膜の内側にダメージを与えるのです。細胞膜による防御システムでは、これは防ぐことができません。ビタミンEも、インスリンによる酸化ダメージに対しては、無力なのです。糖化よりも、インスリンによる酸化ダメージの方が、ずっと深刻化します。

インスリンのダメージから逃げられる人間はゼロ

では、酸化ダメージを避けるために糖質オフをしていれば安心なのでしょうか？　その答えはＮＯです。糖質オフをしていても、インスリンによる酸化ダメージは受けます。

インスリンは私たちの体内で24時間、一定量が出ています。それを「基礎分泌」といいます。一方、血糖値が上がったときに単発的に分泌が増量されますが、それを「追加分泌」といいます。

基礎分泌程度のインスリン量であれば、ダメージはほぼないと考えていいでしょう。とはいえ、現段階ではそのインスリンによるダメージを測定できる検査はないため、「基礎分泌でダメージがゼロ」はあくまで「推測」です。

一方で、インスリンの「追加分泌」は、基礎分泌よりも量が多いので、より大きなダメージを受けることになります。そして、糖質だけでなく、タンパク質の摂取でも、インスリンの「追加分泌」は起きます。

糖質の摂取がゼロでも人間は生きていけますが、タンパク質ゼロでは生きていけません。そのタンパク質を摂取すれば、摂取後にインスリンの追加分泌が起きます。つまり、インスリンによるダメージがゼロで生きていられる人間はいない、ということになります。

追加分泌が毎日積み重なることで、私たちの細胞はどんどん壊れていきます。肝臓の細胞が壊れれば肝炎になり、肝硬変や肝細胞がんになります。脳の細胞や神経が壊れれば、認知症になります。細胞分裂をコントロールする部分が壊れれば、がん化します。

また、単に酸化ダメージによって壊れる以外にも、糖代謝が間に合わなければ、がんが進行しやすい環境になります。後でも述べますが、ブドウ糖をメインエネルギーとする「解糖系」の代謝は、その過程で乳酸を発生させます。乳酸が大量に発生すれば、身体は酸性に傾きます。そして、酸性環境下では、がん細胞の増殖速度や悪性度が高くなる傾向があることがわかっています。

つまり、ダメージをゼロにすることは不可能です。ですから、現実的な対策としては、酸化ダメージを最小限にすること、そして回復量を増やすといった戦略が有効です。

具体的な内容については、次章でお伝えしていきます。

インスリンの三大慢性リスク

「糖尿病の三大慢性リスク」という用語は、ガイドラインにはありません。ただし、糖尿病の三大合併症というものがあります。これは、「網膜症」「腎症」「神経症」の3つです。

糖尿病性網膜症が進むと、眼底出血や失明をします。糖尿病性腎症が進めば、腎不全となり人工透析が導入されます。糖尿病性神経症が進むと、手足の先から感覚が鈍《にぶ》くなり、怪我をしたり、糖尿病性壊疽になってもわからなくなります。

こういった糖尿病の三大合併症とは別に、「肥満」「認知症」「がん」という「インスリンの三大慢性リスク」があるということは、先にお伝えした通りです。それぞれについて、次から詳しく見ていきましょう。

インスリンの三大慢性リスク①——肥満

インスリン治療が始まると、多くの場合で肥満が問題になってきます。そもそもインスリンは「同化ホルモン」の一つで、栄養を使って身体をつくるのがその働きです。インスリンの働きで、食べ過ぎた分のエネルギーは、体脂肪として身体に蓄えられます。

毎食、毎日、糖質を食べ過ぎていると、ベータ細胞からインスリンがドバドバ分泌されます。大量のインスリンが分泌されている2〜3時間の間に食べたものは、体脂肪としてどんどん蓄えられていきます。その結果、体脂肪が激増し、肥満となります。過剰な糖質、大量のインスリン、増える体脂肪。これら3つはセットです。

インスリンの三大慢性リスク②——認知症

意外と知られていない事実ですが、認知症はインスリンと関係します。認知症には、かなり大雑把に大きく分けると、「脳の血管が詰まる系」と「脳が縮む系」の2タイプがあります。それぞれを見ていきましょう。

《脳の血管が詰まる系の認知症》

動脈硬化などによって、脳の血管が狭くなったり、詰まったりすることで起きてくるのが「脳血管性認知症」です。先にお伝えした通り、インスリンによる酸化は血管を傷つけます。すると、そこにプラークと呼ばれるコレステロールがくっついて、血流を阻害し、そこから先の脳細胞への血流を滞《とどこお》らせたり、完全に止めて脳細胞を壊死《えし》させたりするのです。

診断は、頭部MRIが最も確実で一般的です。頭部MRIでは、MRAと呼ばれる血管を写すタイプの撮影法も同時に行われ、脳の動脈の狭い場所などが同時に判別可能です。

なお、造影CTでも脳の虚血や梗塞の場所はおおよそわかりますが、細かい部分はあまりわかりませんし、病巣が古いか新しいかもわかりません。ただし、血管についてはMRAと同じくらいハッキリとわかります。CTでは造影しないと血管についてよくわからないため、

資料8　脳血管性認知症の進行の特徴

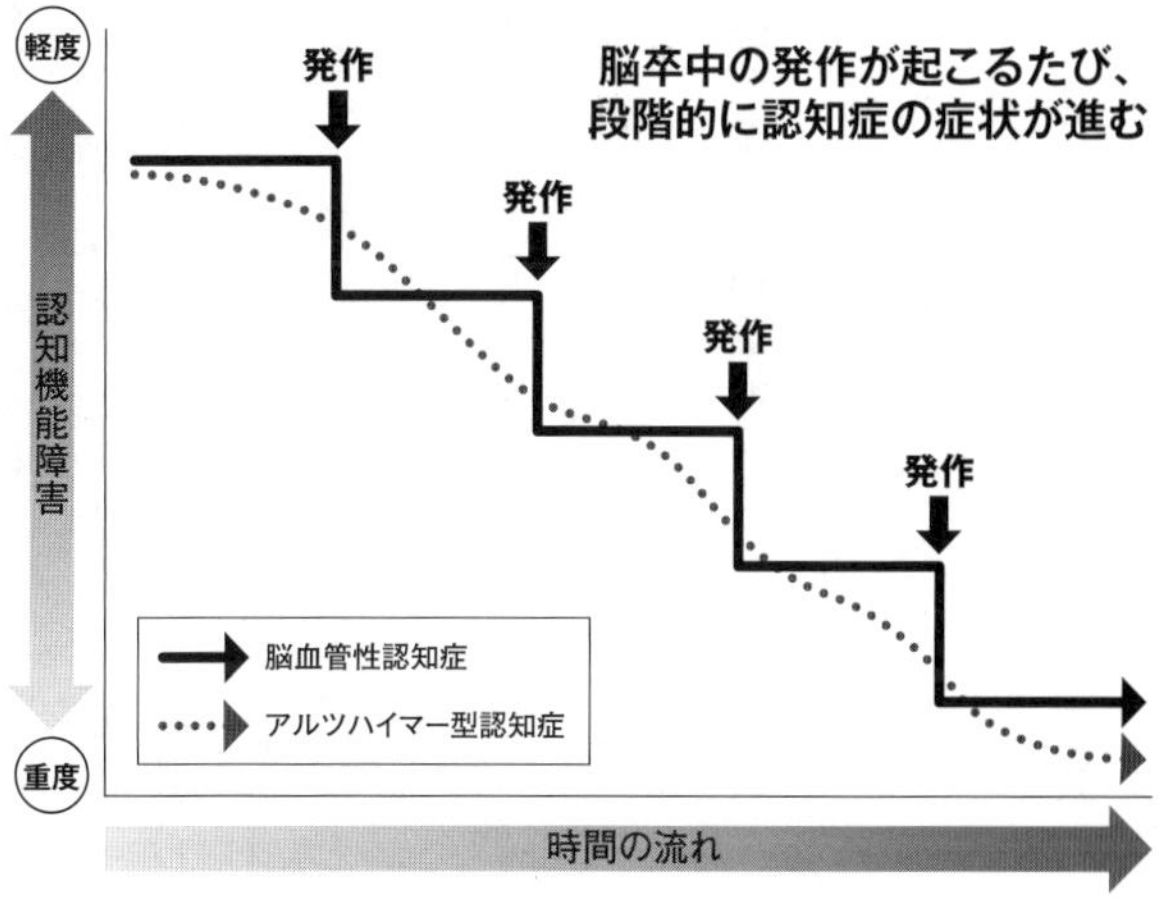

造影剤を使う必要があることから、あまり行われていません。単純ＣＴでは、血管の石灰化や、大きな脳腫瘍・脳梗塞などがわかります。

脳血管性認知症は、階段状に進行するのが特徴です。血管が詰まるごとに、急にガクッと認知症が進みます（資料８）。

また、脳血管性認知症は「まだら認知症」ともいわれます。脳の血管が詰まった部分だけが影響を受けるため、今まで通り変わらない部分と、物忘れの影響下にある部分とが分かれる、というイメージです。たとえば、長年手がけた仕事に関しては機能が残っているものの、新しいことや最近のことはすっかり忘れてしまっている……といった具合です。

初期は専門知識、人格、判断力などは比較的保たれることが多いのも特徴で、逆に、新しいことを覚えたり、実行したりする部分については、初期から影響が出始めます。このため、認知症の症状が出ていることが第三者からははっきり把握できても、本人や家族は認知症であることを受け入れることができないケースが数多く見られます。

脳血管性認知症の初期は症状が軽いことが多く、その場合には、大切な父親や母親がすでに認知症になっている、というのは思っている以上に受け入れ難いことです。私も、何度も検査結果を伝えて「すでに発症しています」とご家族に説明したことがありますが、最後まであまり説明を聞き入れなかったご家族もいらっしゃいました。

《脳が縮む系の認知症》

アルツハイマー型認知症など、脳が萎縮《いしゅく》していくタイプの認知症です。こちらもインスリンと深い関係があります。キーワードは「インスリン分解酵素」と「脳のインスリン抵抗性」です。

インスリン分解酵素には色々な働きがあり、その名の通りの「インスリンの分解」という働きがあります。昨今、このインスリン分解酵素は、インスリンだけでなく「アミロイドベータ、アミリン、グルカゴンなどのポリペプチド」を分解することもわかってきました。ポリペプチドは、簡単にいうと「タンパク質の小さい版」です。

認知症発症の原因の一つに、脳内にアミロイドベータが溜まって脳を破壊するから、という仮説があることは広く知られています。アミロイドベータは、通常であればさまざまな分解酵素によって分解されますが、インスリン分解酵素にも、一部のアミロイドベータを分解して、その毒性を低くするのでは、という期待が寄せられているのです。

ところが、その働きを邪魔してしまうのが、インスリンです。

大量の糖質を摂取して、大量のインスリンを分泌してしまうと、インスリン分解酵素は、大量のインスリンを分解することで手一杯になってしまいます。すると、アミロイドベータを分解する分が残らなくなり、必然的に脳内には、分解されずに残ったアミロイドベータがたくさん溜まります。

それらは次第に絡《から》まる（凝《ぎょう》集《しゅう》形態）ことになり、分解が難しくなってしまうのです。凝集形態のアミロイドベータの毒性によって脳は破壊されていき、アルツハイマー型認知症になっていきます。

「脳のインスリン抵抗性」については、脳はそもそもインスリンが効きづらい、ということが関係しています。脳はインスリン抵抗性が強く、それが認知症に影響するという「仮説」があるのです。

脳のインスリン抵抗性があると、脳の神経細胞の働きを狂わせて、神経細胞内に豊富に存在するタンパク質の一種「タウタンパク」を変化させることがわかっています。変化したタウタンパクは、もつれた糸くずのようなもの（神経原線維）になり、神経への毒性を発揮し、脳を破壊するのです。これを「タウ仮説」と呼びます。

現在、認知症における「アミロイドベータ仮説」に匹敵する有力な仮説が、この「タウタンパクこそが毒性を持っている」という説です。実際に、アミロイドベータの蓄積は見られないものの、神経原線維は多く見られる「神経原線維変化型老年期認知症」という認知症のタイプが注目を集めています。

臨床の現場では、アルツハイマー型認知症と診断されているものの中には、じつはこの神経原線維変化型老年期認知症が紛《まぎ》れています。アルツハイマー型認知症と診断されている例を調べたところ、2割程度がアミロイドベータが陰性であることがわかり、実際には神経原線維変化型老年期認知症だった、という報告もあります。つまり、誤診されていた、という報告です（＊16）。

糖尿病は認知症リスクが1・5〜2・5倍になる

インスリンがどのくらい増えると、認知症のリスクが増えるのでしょうか？

大量のインスリンにさらされている糖尿病の状態では、アルツハイマー型認知症には約1・5倍なりやすく、脳血管性認知症には約2・5倍なりやすい、という研究があります（＊17）。

日本の福岡県糟屋《かすや》郡の久山《ひさやま》町の疫学研究でも、糖尿病発症前の「境界型耐糖能《たいとうのう》異常」の状態から、すでに認知症が増えていることが確認されています（＊18）（＊19）。

ここまで知ると、「インスリンは少なめにした方がいい」と誰もが思います。

ところが、逆に「脳にインスリンを投与することで、認知機能の改善が期待できるのではないか」という研究も存在します。

アルツハイマー型認知症が、「3型糖尿病」や「脳の糖尿病」といわれるのを聞いたことがあるでしょうか？（＊20）そのために、「脳にもインスリン！」と考えたわけです。

そもそも、従来治療からして「糖尿病ならインスリン！」「高血糖ならインスリン！」というゴリ押しの考え方をしています。インスリンを投与すると保険点数は格段に高くなりますし、製薬会社も自社製品が売れて利益が増えます。

「脳へのインスリン投与」の効果について、一応、根拠とされているものがあります。それは、体内のインスリンが多くなると、それに伴い、インスリン分解酵素も増える、という点が関係しています。インスリン分解酵素が増えれば、アミロイドベータの分解が進んで、毒性を減らす可能性があります。「脳の海馬《かいば》にあるニューロンにインスリンを投与すると、インスリン分解酵素が約25％増加した」という研究もあります。

ただし、脳のインスリン濃度を上げるためにインスリンを注射しても、そのままでは脳内へは到達しません。脳には「血液脳関門」というバリアがあり、インスリンを通さないためです。このため、鼻の奥にある嗅球《きゆうきゆう》という大脳辺縁系の神経に、じかにインスリンをスプレーして脳の中枢に届けるという研究も行われています（＊21）。

この脳へのインスリン投与は、「脳にインスリンが効きづらい（＝インスリン抵抗性が高い）」という状態が前提です。まさに、インスリンが効きづらいのに、さらにインスリンでゴリ押しする、という方向性です。

インスリンなしの健康的な認知症予防法は？

当然ながら、私の意見は「脳にインスリン投与はしない方が健康的」です。それよりも、インスリン抵抗性の方を改善させることこそが優先だと考えています。

また、インスリンを投与してインスリン分解酵素を増やすよりも、直接的にインスリン分解酵素を増やす健康的な方法があります。それが、運動、サウナ、半日程度の断食《だんじき》などです。これらの刺激によって、自然とインスリン分解酵素が増えることがわかっています（＊22）。

また、栄養面では、ＤＨＡによって「インスリン分解酵素（ＩＥＤ）」が増えたという報告もあります（＊23）。

他には、「ソマトスタチン」などのインスリン分解酵素（ＩＥＤ）を増やすホルモンもあり、治療に活かせるかどうかの研究が進んでいます（＊24）。

インスリンでゴリ押しするよりは、こういった方法で改善を目指す方が、より健康的です。

インスリンの三大慢性リスク③――がん

インスリンが持つ「身体をつくる」という働きの一つとして、「細胞を増やす」という作用があります。成長ホルモンのような働きをインスリンも持っているのです。そして、その作用はがん細胞にも及んでしまいます。

私たちの身体は、健康な人でも毎日約5000個ものがん細胞が発生しています。しかし、それは私たちの免疫細胞によって、毎日根絶されています。

ところが、そこに大量のインスリンが分泌されていると、約5000個ものがん細胞が、さらに増えることになります。いかに優秀な免疫細胞といえども、増え続けるがん細胞が相手となると、どこかで取りこぼしが発生してしまいます。そして、その残ったがん細胞が増えれば、細胞レベルではないがんに育ってしまうのです。

また、大量のインスリンが出ているということは、糖質も過剰に摂取しているということです。大量の糖質は、その代謝の過程で体内にある大量のビタミンとミネラルを浪費します。ビタミンやミネラルが不足すれば、エネルギーを産生する工場である、各細胞内にある「ミトコンドリア」がその働きを停滞させます。代謝の過程で、ビタミンとミネラルが必須だからです。

すると、その代わりに、エネルギー産生の仕組みが「解糖系」にスイッチします。というのも、解糖系のエネルギー源は糖質のみだからです。しかし、この解糖系は「糖質が大量に必要である割に、産生されるエネルギーは非常に小さい」、つまり、非常に効率が低いという特徴があります。そのため、ビタミンやミネラルが不足し続けると、身体は延々と大量の糖質ばかり欲することになります。その大量の糖質が、さらにインスリンを分泌させる……という悪循環に陥ります。

また、前述した通り、解糖系はエネルギーをつくり出すときに乳酸も発生させます。乳酸は、名前に「酸」がついている通り、酸性の物質です。体内のあちこちで大量に乳酸が発生し続けるようになると、身体全体が酸性に傾きます。そして、がん細胞は、酸性の条件下で、より速く増え、より悪性度が高くなる（あちこちに転移する）傾向があることがわかっているということも、先に触れた通りです。

「大量の糖質＝がん細胞発生」を多くの人が知らないわけ

ミトコンドリアが働いていない状況では、体内は酸性化することが先の説明でわかったかと思います。さらに大量の糖質が日々、体内に入ってきたら何が起こるかというと、残る唯一のエネルギー源（＝糖質）を、解糖系で代謝することに特化した細胞が発生します。「果てしなく解糖系で増える細胞」です。つまり、がん細胞はこうしてできあがります。

今まで、一般的にはがんの原因として、遺伝子が傷ついてブレーキが壊れた状態になることで増え続ける、という説明がされていました。しかし、今では「そんな説明は嘘八百」ということに気づく人が増えつつあります。「遺伝子のキズ」ではなく、「過適応」によって「がん細胞」は発生します。そして、適応の過程で「ブレーキを外す」ことがほぼ確実に起きるので、増殖が止まらなくなります。そして果てしなく増えていくのが、がんです。

たくさんの糖質を疑うことなく食べ、そしてがんを発症した何人もの人たちに、私はがんの告知をしてきました。多くの人たちは、自分が毎日毎日、大量の糖質摂取をしていることに気づいてすらいません。そして、その自らとった大量の糖質が、がんを育ててしまうことを知らないまま、ある日突然、がんの告知を受けます。

さらに、多くの場合は、がんの告知を受けた後ですら、その原因が「毎日大量の糖質をとってきたこと」であるのを知らないままです。本書では、この悲劇の連鎖を終わりにするため、「大量の糖質ががんの大きな要因」という点について触れておきました。

根本的な原因を放置したまま、病気が完治することはありません。がんをどうにかしたいなら、糖質であれ何であれ、その根本的な原因についても対処する必要があります。

がん細胞の天敵は？

多量の糖質摂取とビタミン・ミネラル不足で、解糖系にスイッチが入り、がん細胞がどんどん増殖する……そんな状況にストップをかけられる救世主が、じつはエネルギーの産生工場であるミトコンドリアです。

ミトコンドリアは、じつはがん細胞にとっての天敵でもあるのです。ミトコンドリアが動いてしまうと、がん細胞にとって都合のよい「解糖系→乳酸→解糖系」コンボが崩れてしまうからです。そして、さらにもう一つ、ミトコンドリアの強力な能力に「細胞に自殺命令を出せる」というものがあります。

細胞には、色々な「保険」がかかっています。ミトコンドリア代謝が動かないときには、解糖系が動く。細胞膜でビタミンEがダメージを防げない場合は、細胞内でビタミンCが防ぐ……など、常にいくつもの保険がかかっています。そうでないと、どこか1カ所にトラブルが起きただけで、その細胞は死んでしまうからです。そして、いよいよ、その細胞が変質して身体に悪影響を与えるようになったときには、「自滅」するようになっています。その細胞の自滅・自殺を、「アポトーシス（Apoptosis）」といいます。

ミトコンドリアは、何と、そのアポトーシスの命令を出せるのです。つまり、「酸性・大量糖質」に過剰に適応して細胞が暴走しそうなときは、その細胞の中にいるミトコンドリアから「自殺せよ」というアポトーシスの命令が出るのです。

ところが、隣の細胞の中にあるミトコンドリアからは、隣の細胞へのアポトーシスの命令は出せません。そして、大量糖質とビタミン・ミネラル不足のときは、ミトコンドリアの機能も落ちています。このため、アポトーシスの命令が出せないこともあります。しかも、ミトコンドリア自体が暴走して「異常ミトコンドリア」になることもあるのです。

また、がん細胞自体が「邪魔な」ミトコンドリアを殺したり、機能を低下させたりする仕組みがあることもわかってきています。その上、ミトコンドリアからのアポトーシスの命令に耐えることさえあることが、最近の研究ではわかってきました（＊25）。

がんからの生還に必要なこと

このように、ミトコンドリアとがん細胞の熾烈な関係を知ってみれば、がんからの生還に最も大切なことの一つがわかってきます。つまり、がん細胞の天敵であるミトコンドリアを、再び元気にすればいいのです。

ミトコンドリアが必要としている栄養をとる、これが基本です。ミトコンドリアが復活すれば、乳酸も新しく作られなくなり、がん細胞にアポトーシスの命令をどんどん出せるようになります。ミトコンドリアが、がん治療の最重要クラスの「カギ」となります。

酸性で発生するがんは、酸性でさらに凶悪さが増していきます。まずはミトコンドリアがよく働く身体に整えることが重要です。そのための栄養の具体的なとり方については、第４章で解説します。

（２）インスリンが全身に及ぼしていること

血糖もインスリンも、血液によって運ばれます。このため、血液が流れていく先「すべて」に、その影響が出ることになります。つまり、インスリンの三大慢性リスクと関わる器官以外にも、全身くまなく影響が出るということです。ここからは、先に述べた三大リスク以外に、インスリンが及ぼす身体への影響について一通り紹介していきましょう。

インスリンが及ぼす「代謝系」への影響

代謝系は、主に肥満、糖尿病、冷え症、高尿酸血症、痛風、脂質異常症（高LDL、低HDL、高中性脂肪〔TG〕）などが関係してきます。

なかでも、インスリンの三大慢性リスクであげた肥満は、栄養を溜め込むというインスリンの主な作用で起こります。糖尿病は、インスリンによって内臓脂肪が増えることで発症リスクが増えたり、重症化したりすることがわかっています。内臓脂肪の増加は、そのままインスリンの効きにくさにつながるのです。インスリンが効きづらくなれば、すい臓のベータ細胞への負担が増えるために、その細胞が減ってしまうことは、すでにお伝えした通りです。

尿酸はインスリンのダメージをカバーする「サビ止め」

高尿酸血症、痛風も、やはり高血糖による糖化と、インスリンによる酸化ダメージが原因です。よく、食べ物に含まれるプリン体が痛風の主な原因といわれますが、それは正しくありません。じつは、食べたものに含まれるプリン体が血液中の尿酸になるのは、たったの2～3割です。残りの7～8割の尿酸は、肝臓で作られています。これは「わざわざ作られている」ということを意味します。

資料9　インスリンの慢性リスク

代謝系	肥満、糖尿病、冷え症、 高尿酸血症、痛風、 脂質異常症（高LDL、低HDL、高TG）
血管系	高血圧、腎硬化症、 狭心症・心筋梗塞、脳梗塞
神経・精神系	不眠、うつ、パニック、 アルツハイマー型認知症、 脳血管性認知症
腫瘍系	良性腫瘍、悪性腫瘍
消化器系	逆流性食道炎、胃炎、 非アルコール性脂肪肝（NAFL）、 非アルコール性脂肪性肝炎（NASH）、 肝硬変、肝細胞がん
骨・関節系	骨粗鬆症、変形性関節症、五十肩
目・皮膚・毛髪系	白内障、緑内障、加齢黄斑変性症、 ニキビ、皮膚炎、乾癬、薄毛、脱毛
免疫系	自己免疫疾患（膠原病など）
生殖器系	不妊症、ED（勃起不全）
全身	老化

なぜ、わざわざ作られているのかというと、尿酸が持つ役割に理由があります。意外に思うかもしれませんが、尿酸は身体のサビ止め（抗酸化作用）としての役割があるのです（＊26）。

ビタミンCが、私たちの体内でサビ止めの役割（抗酸化作用）を果たしていることは有名です。そして、人間はビタミンCを体内で合成できません。その代わりに、私たちは尿酸を体内で作っているのです。悪者扱いされてばかりの尿酸ですが、じつは尿酸の方が、ビタミンCよりも抗酸化作用が強いといわれています。文献によって違いはありますが、ビタミンCの約10倍の抗酸化作用があるとも指摘されています（＊27）。

糖化やインスリンで体内が酸化ダメージを多く受けている場合は、そのダメージを少なくするために、身体は尿酸をせっせと作るのです。つまり、「尿酸値が高い」ということは、酸化ダメージを防ぐために私たちの身体が頑張っている証拠なのです。

「尿酸値が高い」と言われたら、すべきことは「糖質オフ」と「ビタミンCの摂取」の2つです。一般にいわれている「プリン体が多い食べ物を控える」のは二の次、三の次よりもさらに次です。むしろ、先の2つを十分に行えば、食べ物中のプリン体を控えなくても尿酸値は下がります。

もちろん、まだ「体内で作られている尿酸が多い状態」なら、食事でもプリン体をとれば「最後のトドメ」になって、痛風発作を起こす可能性があります。

「コレステロールは血管を詰まらせる」は冤罪

脂質異常症も、尿酸と同じ構図です。つまり、ＬＤＬコレステロールも「わざわざ肝臓で作っている」ということ。尿酸は、サビ止めの役割（抗酸化作用）をしていましたが、ＬＤＬコレステロールは、キズを治すために作られています。

コレステロールもいまだに悪役扱いされることが多いのですが、じつは私たちの身体に欠かせない栄養素です。ホルモンの材料になったり、細胞を作る材料になったりします。そして、ＬＤＬコレステロールは、そのコレステロールの「配達役」です。

ＬＤＬコレステロールが通常よりも増えるのは、身体に負ったキズを治すために、その材料を増産しているときです。

なぜ、これまでにＬＤＬコレステロールが悪玉扱いされてきたのかというと、動脈硬化の部分や血管が細くなっている人の血液中では、ＬＤＬコレステロールの濃度が高かったためです。ＬＤＬコレステロールは先の通り、キズを治すために集まっていたのですが、「オマエが犯人だ！」とされてしまった、というのが真実です。つまり、冤罪《えんざい》です。

すでに血管がかなり詰まっている場合には、ＬＤＬコレステロール値を下げる必要がある場合もあります。治そうと集まってきたコレステロールが詰まってしまうこともあるからです。

身体を傷つけるのは、やはりインスリンによる糖化や酸化ですから、糖質オフが必要です。ただし、病状が進み過ぎていると、もはや糖質オフだけでは太刀打ちできません。血管が詰まりやすい体質が影響することもあるため、すべての原因が今までの食生活にあるとは限らない、という側面もあります。

なぜＨＤＬコレステロールの数値が下がるのか？

身体がダメージを受け続けると、修理のために「コレステロールの配達員」であるＬＤＬコレステロールが肝臓で増産されるというのは、先に述べた通りです。そのとき、「コレステロールの回収員」である「ＨＤＬコレステロール」の数値は、逆に下がります。つまり、高血糖・高インスリン状態のときに、下がるということです。その理由には、大きく分けて次の２つがあります。

一つは、材料であるコレステロールの不足です。糖質を過剰にとる人は、エネルギーの産生工場であるミトコンドリアの働きが低下することは、すでに説明しました。ミトコンドリア機能が低下すると、コレステロールの産生もできなくなってしまうのです。

また、過剰な糖質摂取によって、脂肪肝やそれに続く肝炎になった場合は、さらに肝臓の機能すら低下します。その上、間違った健康志向で肉や良質の脂質をとらないでいると、コレステロールの材料不足にも陥ります。

つまり、ミトコンドリア機能の低下、脂肪肝や肝炎、脂質の不足という複合的な原因によって、ＨＤＬコレステロールが低下してしまうのです。

理由のもう一つは、糖質まみれの食生活で、全身のあちこちが傷だらけになってしまい、修復のための材料が大量に必要になるため。すると、コレステロールの回収はあまり必要なくなり、「回収員」たるＨＤＬコレステロールが肝臓で作られなくなるというわけです。

一方、血液中の中性脂肪値は、糖質や脂質をとった後に上がります。すぐに使われない分の糖質はインスリンの作用によって、中性脂肪に変換されます。糖質まみれの食生活をしている場合は、余った糖質がどんどん中性脂肪に変換されます。その結果、血液中の中性脂肪の数値が高くなります。

インスリンが血管系に及ぼす影響

過剰なインスリンは、酸化ダメージで血管を傷つけます。結果として、動脈硬化が起こり、血圧は上昇して高血圧になります。

腎臓の血管も硬くなるため、腎硬化症となります。進行すれば、慢性腎臓病や腎不全になります。

そして、傷ついた血管には、内部に「かさぶた」がくっつきます。治そうとくっつくコレステロールや、血小板・フィブリン塊《かい》などです。つまり、その分、血管は狭くなり、最後には完全に詰まってしまいます。これが、狭心症、心筋梗塞、脳梗塞の状態です。

インスリンが神経・精神系に及ぼす影響

神経・精神系は、アルツハイマー型認知症、脳血管性認知症、不眠、うつ、パニックなどが関係します。アルツハイマー型認知症と脳血管性認知症については、130ページのインスリンの三大慢性リスクで説明した通りです。

不眠、うつ、パニックは、一見するとあまり高血糖や高インスリン状態とは関係ないように思えます。しかし、じつはこれらの精神疾患には、糖化・酸化ダメージ以外にも、「糖質過剰による栄養大量浪費」が大きく影響しているのです。

脳がダメージを受ければ、その動作が安定しづらくなるのは、割と直感的にわかりやすいかと思います。さらに、栄養不足による動作不良も重なり、不眠、うつ、パニックなどの状態になりやすくなります。

実際に、この状態に陥っている患者さんを調べると、タンパク質、ビタミン、鉄、他のミネラルなどの欠乏がかなりあります。ビタミンは特に、Ｂ１やＢ３などビタミンＢ群の欠乏が顕著であることが特徴的です。

そこからの回復には、「健康維持」とは全く違うレベルのビタミン摂取が必要になります。健康維持に必要なビタミンＢ群は比較的少量で済みますが、すでに精神的な症状が出るほどに進んでしまっている場合には、「健康維持」の10～１００倍のビタミンＢ群が必要です。

よく「メンタルにビタミンなんて効かない」と指摘されますが、それは量が全く足りていないからです。また、「食べ物でとるなら、どれぐらい必要ですか?」とよく質問を受けますが、食べ物から必要量をとるには、キロ単位で毎日、毎日、摂取する必要があります。当然、食べられる量ではありません。そのため、私はサプリメントでの摂取をすすめています。

インスリンが腫瘍系に及ぼす影響

良性腫瘍、悪性腫瘍、この2つについては、「インスリンの三大慢性リスク」で説明した通りです。

良性腫瘍についても、悪性腫瘍とおおむね同じ仕組みで発生します。違いは「まだブレーキが壊れ切っていない」という点です。もちろん、全部が全部、インスリンに関係するわけではありません。

インスリンが消化器系に及ぼす影響

逆流性食道炎、胃炎、非アルコール性脂肪肝（NAFL）、非アルコール性脂肪性肝炎（NASH）、肝硬変、肝細胞がんなどが関係します。

逆流性食道炎、胃炎については、インスリンよりも糖質摂取による「糖反射」という反応が関係しています。インスリンは「胃粘膜や食道粘膜への酸化ダメージ」という影響はありますが、少し間接的な影響です。

「糖反射」とは、胃液よりも濃い糖質をとると、胃の蠕動《ぜんどう》運動が15分以上弱くなってしまう、というものです。しかも、最初の５分は蠕動運動が完全に止まってしまいます。糖質をとるたびにこの糖反射が起き、胃の動きは低下します。このため、糖質をとった場合には、胃の中のものがそのまま胃に留まり続けてしまうのです。その間中、胃酸が出続けることで、胃炎や、胃酸の逆流による逆流性食道炎が起きやすくなります。

非アルコール性脂肪肝（ＮＡＦＬ）は、英語では「Non-Alcoholic Fatty Liver」と表記され、略してＮＡＦＬ（ナッフル）と呼ばれます。過剰な糖質摂取で大量のインスリンが分泌されることで、糖質はどんどん肝細胞の中へギューギューと押し込まれていきます。この作用はかなり強力なため、肝細胞の中が定員いっぱいになっても、さらに糖質が無理やり押し込まれます。インスリンの強制力はそれほどに強力です。

この状態が、非アルコール性脂肪肝（ＮＡＦＬ）です。なお、アルコール性のものも、非アルコール性のものも含めて、脂肪肝は、全肝細胞の30％以上が脂肪化している状態です。

肝臓の３割以上が脂肪になってしまっても、さらに糖質をどんどんとる人たちが多くいます。この場合、使われなかった糖質は脂質に変換され、さらにパンパンになった肝細胞に詰め込まれていき、肝細胞が炎症を起こし始めます。こうして炎症を起こした状態が「肝炎」です。

原因がアルコールではなく、糖質とインスリンの場合は、非アルコール性脂肪性肝炎(Non-Alcoholic Steatohepatitis)、略してＮＡＳＨ（ナッシュ）と呼ばれます。

ＮＡＦＬとＮＡＳＨの両方を合わせてＮＡＦＬＤ(Non-Alcoholic Fatty Liver Disease：非アルコール性脂肪性肝疾患）とも呼びます。

炎症が起きた肝臓に、さらに糖質が詰め込まれると、ついに破裂して死んでしまう肝細胞が出てきます。これが進んだのが、肝硬変の状態です。脂肪肝や肝炎の状態では、肝臓は大きく膨《ふく》らみますが、肝硬変になると肝細胞が減っていくので、硬く小さく凸凹《でこぼこ》になっていきます。ＣＴで肝硬変の肝臓を見ると、見事に肝臓の表面が凸凹しています。

その中で一生懸命、糖質を処理しようとして「過剰に適応」した細胞が出てきます。これが「肝細胞がん」です。こうなるとすでにブレーキが壊れているため、ひたすら糖質を処理し続け、ひたすらに増殖していきます。

もちろん、肝細胞がんのすべてが「過剰な糖質とインスリン」によるものではありません。このＮＡＦＬＤから肝硬変や肝細胞がんになってしまう流れは、自らの食生活の結果ですから、防げたはずのがんといえます。

インスリンが骨・関節系に及ぼす影響

こちらも意外に思われるかもしれませんが、骨粗《こつそ》鬆症《しょうしょう》、変形性関節症、五十肩、骨や関節なども、インスリンの影響を受けます。

骨というと「カルシウム！」と連想するのが一般的ですが、じつはカルシウム以外にも骨を合成する重要な成分があります。骨の成分はカルシウムなどの無機物が約70％、コラーゲンなどの有機物が約20％、水分が約10％を占めています。とはいえ、これは重さでいう割合です。体積でいえば、骨の約半分はコラーゲンが占めています。

このコラーゲンが、糖化や酸化によるダメージを受け、「劣化」することはあまり知られていない事実です。「骨塩定量検査・骨密度検査」では正常範囲であっても、実際には骨が劣化している場合もあります。

実際に、糖質たっぷりの生活を送ってきた高齢者の方は、「骨の検査では正常だったのに、転んだら簡単に骨折した」ということがよく起こります。私はそうした症例を多数、診てきました。

コラーゲンの合成にはビタミンCとタンパク質が欠かせませんが、糖質過剰な食事をしている人は、糖質の分解のためにビタミンCを大量に浪費し、ごはんやパンでお腹を膨らませてしまうので、タンパク質が不足している人がほとんどです。

つまり、糖質過剰な食事で、コラーゲンが糖化・酸化ダメージを受けてもろくなっている上、材料不足に陥っている、ということです。

変形性関節症や、五十肩なども、インスリンによる酸化ダメージの結果、炎症が起きることで生じることが少なくありません。

インスリンが目・皮膚・毛髪系に及ぼす影響

目・皮膚・髪の毛も、インスリンによる糖化・酸化ダメージと、それによる炎症の影響を受けます。皮膚自体がダメージを受ければ、皮膚トラブルになりますし、毛根の部分のダメージは薄毛や脱毛につながります。

目への影響は、主に糖尿病性網膜症を指します。その名の通り、糖尿病で目の奥にある「網膜」が病気になったもので、進行すると眼底出血や失明にいたります。その深刻な症状のもととなるのが、「新生血管」という糖尿病性網膜症に特有の血管です。

一般的には「糖尿病で網膜の血管が詰まり、そのために眼底出血が生じ、その出血のために網膜剥離《はくり》が起きて失明する」と説明されています。ここで注目してほしいのは「血管が詰まったために出血する」という部分です。果たして血管は詰まると出血するのでしょうか？

糖尿病性網膜症の出血には、他の器官にはない、ある特徴があります。それが、先ほどあげた「新生血管」です。糖尿病性網膜症では、網膜の血管が詰まった後に「新生血管」という、もろく、正常ではない血管が生えてきます。この異常な血管である新生血管が破れることで、眼底出血を起こす、というのが正解です。

もちろん、何事にも例外はあるため、新生血管があまりない状態で眼底出血したり失明したりすることも当然ながらあります。しかし多くの場合で、進行するにつれて新生血管が増え、そこから出血を起こします。

ではなぜ、網膜では「新生血管」が生えてくるのでしょうか？　このような「新生血管」は、他の臓器では話題にすらなりません。もちろん、網膜の血管は直接観察できることや、もともと細い血管なので新しく生える血管も細い、といった側面はあります。しかし、それ以外に、じつは「糖尿病の過剰なインスリン」が影響しているのです。

「インスリンの三大慢性リスク」のがんのくだりで、インスリンには細胞を増やす作用があることを説明しました。目の血管が再生しようと増えていくときに、この「過剰なインスリン」による細胞を増やす作用が及んでしまうと、細胞の数が異常に増える可能性があるのです。異常に数が増えた結果、構造も正常ではなくなり、もろい「新生血管」ができあがってしまう、というわけです。過剰なインスリンは、目の血管にもこうした影響を及ぼしているのです。

インスリンは膠原病や不妊症にも関与する

自己免疫疾患（膠原病《こうげんびょう》など）、不妊症、ＥＤ（勃起《ぼっき》不全）、老化なども、高血糖による糖化、インスリンによる酸化ダメージによります。同時に、糖質まみれの食事で、他のタンパク質やビタミン・ミネラルなどの栄養不足が起きることも関係しています。

免疫系などにトラブルが起き、暴走して自分自身を攻撃するようになってしまうと、「自己免疫疾患」となります。これには、自分と自分ではない「非自己」を見分ける部分が壊れてしまうという影響と、「自分」が糖化や酸化ダメージによって壊れてしまい、非自己の状態になるという影響があります。

また、妊娠はとても複雑な現象です。体内でさまざまな変化が次々と起こる妊娠中に、糖化・酸化ダメージを受ければ、どこかで破綻が起きる可能性は当然ながら、高まります。

男性の「ＥＤ（勃起不全）」についても、色々な反応が組み合わさって起きる反応のどこかが糖化・酸化ダメージを受けて正常に機能しないことで起きます。逆に糖質オフによって、男性機能が向上することが、最近になって知られつつあります。ＥＤの改善だけでなく、精子機能などの改善も報告されています。

老化は、まさに「糖化・酸化ダメージ」の積み重ねに他なりません。逆に、糖質オフをしたり、糖化・酸化ダメージを軽減・肩代わりしたり、修復のための栄養素を十分にとったりすることで、ある程度、老化対策が可能といえます。

（3）インスリンの検査が広がらない理由

知られていないインスリン検査の重要性

血糖値の検査方法については、すでに述べましたが、少し前までは指先に針を刺して簡易的に測るか、採血検査で測るものなどに限られてきました。最近では、腕などに小さな血糖値センサーを装着し、24時間、持続的に血糖値を測ることができる製品も登場しています。

さらに近々、簡易的に血糖値が測定できるスマートウォッチも発売されることが話題になっています。

また、先のような指先から血液をとって測定する簡易測定器についても、精度が上がってきています。ディスプレイがついて、親切な表示もされるようになってきています。

一方、インスリンの検査はどうかというと、インスリンの血液中の濃度に関しては、驚くほど測定されていません。ここまで述べてきたように、私たちの身体に多大な影響を持つインスリンなのに、です。

これは、技術的な問題ではありません。インスリンは、ほとんどの検査会社で測定することが可能です。ところが、一般的な医師・医療機関では、血中インスリン濃度をそもそも測ることがほぼないのです。重症化して、高血糖のために救急搬送され、入院するときなどに初めて検査する、というのが現状です。それほど少ないのです。

その重要性を考えると、じつに不自然なことですが、なぜ検査が行われていないのかというと、「重要性」と「保険請求」という2つの側面に理由があります。

まず、「重要性」については、単純に、インスリンによる酸化ダメージが、高血糖による糖化ダメージよりも深刻であることが、医療関係者にほぼ知られていない、ということがあります。医療関係者よりも、むしろ、本書などを手に取るような健康に関心の高い人の方が詳しいくらいです。学会でも、論文でも、立派な会場で行われる勉強会でも、インスリンのダメージが高血糖のダメージを上回ることについては、ほぼ触れられません。かろうじて、「高インスリン血症がよくない」という点が話題になるくらいです。

医療関係者にこうした知識が浸透していないために、血糖値の検査は行われるけれども、インスリンの検査はほぼスルーされる、ということになります。

もう一つの「保険請求」の面については、日本の保険診療の制度上の制約が関係しています。というのも、インスリンの検査には複数の種類がありますが、どれも、気軽に保険で検査ができないためです。

日本では、現在も全員が健康保険に加入する「国民皆保険制度」が堅持されています。その一方で、「すべての医療行為」が保険適用とされるわけではありません。むしろ、保険適用となるには、各種の制限や決まりごとがあります。その一つとして、インスリンに関する検査は、簡単に、または頻繁に、保険が通らないようになっています。

もちろん、健康診断で測定するような、基本的かつ安価に実施できる項目については、月1回程度は保険が通ります。しかし、インスリンに関する検査は必ずしも毎月測ることが一般的ではありません。特に、コストが比較的高い検査に関しては、半年に1度くらいの頻度であれば通るものも、月1回や、2カ月に1回という頻度になると、保険請求は確実に却下されます。却下された保険請求は、そのまま医療機関が負担することになるため、その金額分が赤字になります。そのため、医療機関はインスリン検査を避ける傾向が強くなります。

なお、「こういう条件なら保険が通ります」と書いていないのには理由があります。「どの検査が、どんな条件で保険が通るか?」については、そもそも一切公開されていないのです。保険の審査側からは、結果と大まかな理由が却下後に通知されるため、医療機関としては、そこから推測するしかないのです。

インスリン検査はどこでできるのか

このようにハードルの高いインスリンに関する検査ですが、行われる場合には、病院内で採血した試験管を、各医療機関がそれぞれ契約している検査会社に送ります。今は、国内のどの検査会社でもインスリン検査は行われており、検査は可能ではありますが、それは「血中インスリン」と「血中Cペプチド」に限った話です。「尿中Cペプチド検査」は例外で、こちらは基本的には、入院施設のあるクリニックか病院で実施されます。

尿中Ｃペプチド検査には、他の用途ではあまり使わない防腐剤も使われるため、基本的には糖尿病内科があるような病院でしか行われていない検査です。「Ｃペプチド」「尿中Ｃペプチド検査」については、後述します。

血糖値の簡易測定器のように、インスリンも指先などで簡易的に測る方法はないのか？　とも思いますが、現在のところはまだありません。先のような事情で、医療的にも、また一般的な需要も低いため、今後の開発も期待できない状況です。インスリンの重要性が認識され、現場でも頻繁に測定されるようになって初めて、開発が本格化するでしょう。

インスリン検査の種類

さて、今度は具体的な検査の種類について見ていきましょう。インスリンに関する検査で、主なものは以下の３つがあります。

・血中インスリン（ＩＲＩ）
・血中Ｃペプチド
・尿中Ｃペプチド

資料10　インスリンとプロインスリン、Cペプチド

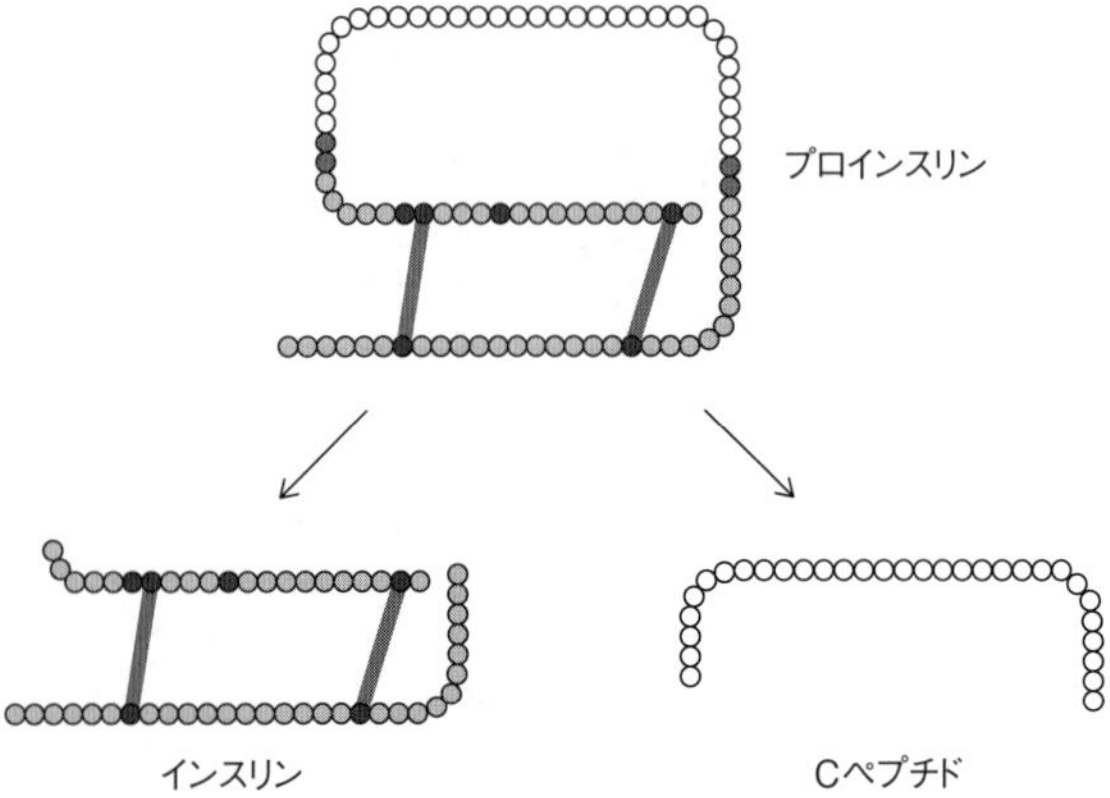

他には、「計算して出す数値」に以下の2つがあります。

・HOMA‐β（ホーマ・ベータ）
・HOMA‐R（ホーマ・アール）

Cペプチドとは、インスリンを作るときにできる「破片」のようなものです。プラモデルの周りの枠《わく》のようなイメージです。インスリンはすい臓のベータ細胞の中で作られますが、その前身は「プロインスリン」という状態です。このプロインスリンが2つに分けられて、「インスリン」と「Cペプチド」になります。Cペプチドはそのまま尿中に捨てられます（資料10）。

Cペプチドは、血液中のものも、尿中のものも、基本的には採血検査さえしている医療機関であればどこでも測定できます。ただし、保険が適用されるのは「重症の糖尿病」かつ「インスリンの自己注射をしている」場合のみです。インスリン注射をしていなかったり、糖尿病が落ち着いている状態での測定は、保険適用にはならないので、ご注意ください。

ちなみに、Cペプチドは何の働きもないものとつい最近まで考えられており、実際、私が医学生だった頃にも、「何の作用もない単なるゴミ」扱いされていました。しかし、最近では研究が進み、「糖尿病の合併症を抑える作用を持つ可能性がある」と指摘されています。

また、インスリンとCペプチドを切り離す前の「プロインスリン」についても、少し頭の片隅に置いておいてください。この「プロインスリン」は、次の「血中インスリン」の説明に関係します。

血中インスリンの基準値

血中インスリン濃度の基準値は、空腹時で1・8〜12・2μU／mL程度です（検査会社によって基準値が異なります）。とはいえ、通常の「インスリン抵抗性が高くない」健康的な方の場合は、1〜3程度、せいぜいが5程度です。糖尿病や肥満などの「インスリン抵抗性がある人」の場合は、空腹時でも10〜20くらいと、数値が高めです。

なお、ここでいう「空腹時」は、10時間以上の絶飲食（水はＯＫ）を指します。また、通常は「空腹時」の基準値が検査結果の用紙などに記載されています。

この血中インスリン濃度の検査は、よく「ＩＲＩ」と略されます。前述の基準値の話も、「ＩＲＩ」による血中インスリン検査の話です。ＩＲＩは「immunoreactive insulin」の略で、その名の通り「免疫学的な測定方法による測定値」という意味です。あえて日本語にすれば「免疫反応性インスリン」となります。

この検査は、具体的にはインスリンに反応する「抗体」を使って検査をしています。インスリン自体を直接測っているのではなく「抗体を使って測っていますよ」ということです。また、インスリンの作用の強さ（「力価《りきか》」といいます）を測っているのでもありません。あくまで、抗体が反応した「量」を見ています。「抗体がくっつくものはすべてインスリン扱いしちゃう検査だよ」ということです。

このため、この検査でわかることは、「作用の強さ」や「インスリン自体の数」とズレる場合が稀《まれ》にあるので、検査項目としては「血中インスリン（ＩＲＩ）」と、必ず「ＩＲＩ」

が明記されます。

ここで大切なのは、ＩＲＩによる「血中インスリン濃度」の測定値は、「インスリンとプロインスリンの合計値」ということです。プロインスリンはインスリンの構造を含んでいることから、ＩＲＩ検査に使う抗体は、プロインスリンにもくっついてしまうためです。そして、ＩＲＩ検査では、プロインスリンにくっついている抗体と、インスリンにくっついている抗体の区別ができません。このため、ＩＲＩ検査でいう「インスリン」は、「プロインスリン＋インスリン」という合計量になります。

そのため「この検査結果はＩＲＩのものだから、色々混じってるよ！　注意してね！」と告知するために、わざわざ検査項目に「ＩＲＩ」と表記するわけです。

「高プロインスリン血症」という状態では、当然ながらＩＲＩによる「血中インスリン濃度」の数値も高くなります。高プロインスリン血症は、その名の通り、血液中に「プロインスリン」が多くなる状態のことです。

原因として、「インスリノーマ」というインスリンを分泌する腫瘍や、「家族性高プロインスリン血症」という遺伝子異常による病気などで起きます。

ＩＲＩでは、検査自体に「インスリンにくっつく抗体」を使います。ところが、インスリンの注射をしている人や、糖尿病の人の中には、免疫異常によって、体内にもともとインスリンにくっつく「自己抗体（抗インスリン抗体）」を作っている場合があります。この場合にも、ＩＲＩの数値は、影響を受けてしまいます。

自己抗体としての「抗インスリン抗体」も、インスリンにくっつきます。そして、このＩＲＩ検査に使う抗体も、インスリンにくっつくのです。このため、抗インスリン抗体を持っている人に、ＩＲＩ検査をすると、血中インスリンの数値が実際よりも低めに出てしまうのです。

なお、「抗インスリン抗体」のような自己抗体は、必ずしも1種類だけとは限りません。他に、「インスリン受容体抗体」などを同時に持っている症例も報告されています（＊28）。

プロインスリンは、通常はＩＲＩで測ったもののうち、10％程度を占めます。しかし、病的な高プロインスリン血症の場合はその割合が逆転し、90％をプロインスリンが占める場合すらあることが報告されています。

なお、プロインスリンには弱いインスリン作用があり、インスリンの5〜10％程度の作用があるといわれています。

プロインスリン自体は、医療機関ではなかなか測れないため、高プロインスリン血症が疑わしい場合には、血中や尿中のＣペプチドを測定するのが現実的です。Ｃペプチドは、インスリンが1つにつき、必ず1つ作られます。そして、Cペプチドの検査では、プロインスリンを一緒に測ってしまうことはありません。このため、Cペプチドの数＝インスリンの数、となります。

なお、ビオチンというビタミンBの一種をサプリなどで摂取している場合には、Cペプチドの検査に影響が出るため、摂取から8時間以上の時間をあけて検査をする必要があります。

インスリン関連の尿検査「尿中Cペプチド検査」

インスリンは、尿中に出てくる頃にはすでにバラバラに分解されていますが、インスリンの破片であるCペプチドは分解されず、そのまま尿中に出てきます。このため、「インスリン分泌量」を推定する目安として、尿に排出されるCペプチドを調べるのが「尿中Cペプチド検査」です。

この尿中Cペプチド検査には1つだけ面倒な点があります。それは、24時間、尿を貯めておく必要があるという点です。これを蓄尿《ちくにょう》といい、蓄尿する検査を「蓄尿検査」、24時間貯めておくのを「24時間蓄尿検査」と呼びます。尿中Cペプチド検査以外にも、腎機能を調べる検査（24時間クレアチニン・クリアランス、24時間CCr）なども、24時間蓄尿検査です。

蓄尿には、冷蔵や保存料（防腐剤）も必要になります。

24時間蓄尿検査は、自宅で行うことは現実的ではないため、入院して行うのが通常となります。しかも、基本的には糖尿病内科のあるような病院でしか行われません。

一部のクリニックでは、蓄尿せずに尿中のCペプチドを測定する「随時尿による尿中Cペプチド検査」というのも行われてはいますが、とてもマイナーです。というのも、内科で糖尿病を診察するときは、血糖などの採血があるので、そのときに血中Cペプチドも一緒に測ればいいからです。わざわざ、尿中のCペプチドを測定する意味はありません。

なお、蓄尿したすべての尿を検査会社に提出するわけではありません。そのうちの、わずか1㎖程度のみ、試験管に入れて検査会社に提出します。その際に「24時間蓄尿した量」も一緒に伝えます。つまり、「濃度×量」で、1日分のCペプチドの量を計算する、ということです。尿中Cペプチド検査の基準値は、29～167㎍／日などとなります（基準値は検査会社によって異なります）。

血中Cペプチド検査について

尿中Cペプチドは、24時間に分泌した全部のインスリンの合計量がわかる検査です。一方、

「血中Ｃペプチド検査」は、採血時点でのインスリン分泌量がわかります。

しかし、時々刻々と変化するので、あくまで「その時点のインスリン分泌量」がわかるのみです。採血していない時間帯にもインスリン分泌量はどんどん増減しますが、この検査では、それについて把握することはできません。

では、意味がないか？　といえば、そんなことはありません。空腹時に血中Ｃペプチド濃度を測定することで、素の状態の「インスリン抵抗性」がわかります。食後に、食事内容の確認とともに血中Ｃペプチド濃度を測定することで、食後のインスリン追加分泌の能力がどれくらい残っているかがわかります。

また、ＩＲＩと違って、血中Ｃペプチド濃度は、注射しているインスリン製剤の影響を受けないのも利点の一つです。

血中Ｃペプチド検査にも、「ＣＰＲ」という略語があります。ＣＰＲは、「C-peptide immunoreactivity」の略です。日本語に訳されることはまずありませんが、あえて訳せば「免疫反応性Ｃペプチド」となります。インスリンの「ＩＲＩ」のように、検査に免疫反応を使うため、ＣＰＲと略されます。

ＣＰＲには、「血中」という文字は入っていないため、血中とか尿中とかを言いたい場合には「血中CPR」「尿中CPR」と記載します。

なお、炎症反応の検査項目「CRP（C反応性タンパク、C-reactive protein）」と似ているため紛らわしいですが、完全に別の検査なのでご注意ください。

この血中CPRの基準値は、空腹時で0・6〜2・1ng／mL程度です（検査会社によって基準値は異なります）。インスリン抵抗性のない健康な人の場合は、0・いくつから、1・0台前半です。2を超えている場合には、すでに少しインスリン抵抗性がある状態です。

また、この血中Cペプチドも食後に測定することがあります。その場合は、食後の「インスリン追加分泌」の状況を把握することができます。食後の場合は、糖質オフをしている人の場合は1〜2程度、糖質過剰な場合は2〜4程度となります。

逆に、食後でも血中ペプチドが1・0未満の場合には、インスリンの分泌が十分ではない状態ということです。特に、0・8を切っている場合には、1日1回の持続性のあるインスリン注射（持効型インスリン製剤）が必要となりがちです。1型糖尿病の場合は、インスリン分泌能が残っている場合でも0・5未満、完全にインスリンが出ない状態なら、0・1未満（測定感度以下）となります。

なお、緩徐《かんじょ》進行1型糖尿病（SPIDDM）の場合は、インスリン分泌能が残っているので、ほぼ通常の食後血中Cペプチドの数値（1以上）となります。

先にも述べた通り、基本的に血中Cペプチド濃度の検査は「インスリン注射をしている重症の糖尿病」などでしか、保険内で行うことができません。また、検査頻度も半年に1回程度が限度です。

計算してインスリンの数値を出す検査

「HOMA‐β」と「HOMA‐R」は、計算して出す数値です。この計算に必要なのは、「空腹時の血中インスリン濃度」と「空腹時血糖」の2つの採血検査項目です。HOMA‐β、HOMA‐Rの両方を合わせて「HOMA指数」ともいいます。

「HOMA‐β」は、「ベータ」と入っているように、すい臓のベータ細胞の機能から、インスリン分泌能力の目安となる数値を読み取ります。計算式は下記のようになります。

HOMA‐β(%)＝空腹時血中インスリン濃度(μU／mL)×360／空腹時血糖値(mg／dL)－63

この数値が30％より少ないと「インスリン分泌能低下」、15％より少ないと「著明な低下」という目安になります。

ただし、「ＨＯＭＡ‐β」はいつでも当てになる、というものではありません。空腹時血糖が１３０㎎／dL以下のときに「信頼性が高め」とされています。逆にいえば、空腹時血糖が１３１㎎／dL以上の場合には、あまり当てになりません。

また、計算には血中インスリン濃度（ＩＲＩ）を使うので、インスリン製剤の注射をしている場合には、当然ながら、打ったインスリンの影響を受けてしまいます。

つまり、ＨＯＭＡ‐βが使えるのは、「インスリン注射をしていない」かつ「空腹時血糖１３０㎎／dL以下」のときのみ、ということです。

一方、ＨＯＭＡ‐Ｒは、名前に「Ｒ（resistance：抵抗性）」が入っているように、インスリン抵抗性の目安となるものです。計算式は下記のようになります。

ＨＯＭＡ‐Ｒ＝空腹時血中インスリン濃度（μU／mL）×空腹時血糖値（mg／dL）／４０５

この数値が１・６〜２・４の場合は「インスリン抵抗性疑い」、２・５以上の場合は「インスリン抵抗性あり」という目安になります。

このHOMA-Rも、HOMA-βと同じように、当てになる「前提条件」があります。まず、血中インスリン濃度（IRI）を使うため、やはり「インスリン注射を打っていない」のがその一つになります。また、空腹時血糖140㎎／dL以下で「信頼度が高い」とされています。

HOMA指数は使えるのか？

一時期、この数値の有効性を色々と調べてみましたが、私の結論は「糖質オフとの相性がイマイチ」というものでした。というのも、血中インスリン濃度や空腹時血糖値がかなり低めだったりするときも、あまり信頼できない数値が出たからです。

また、重症の糖尿病ほど、抵抗性や分泌能の評価が必要ですが、重症だと空腹時血糖値が高かったり、すでにインスリン注射をしていたりします。つまり、評価の必要性が高い場合には、HOMA指数が当てにならない、という事態が頻発しました。

このため、その後はほとんど計算することがなくなりました。

（4）インスリン注射の泥沼

本節では、どんなときにインスリンの注射が始まるのか？　そして、その後どうなるか？　について説明していきます。といっても、その後については本節の不穏《ふおん》なタイトルでだいたい伝わっていることでしょう。

インスリン注射が始まるとき

糖尿病の治療は、先の通り、次の3ステップとなります。

①食事療法・運動療法　→　②内服治療　→　③インスリン注射

治療第一歩となるはずの食事と運動については、前述の通り、ほぼ医療機関では指導が行われていないのが実態です。現場では時間が足りなかったり、一生懸命指導をしても何の売り上げにもならなかったりするためです。最も大切な治療であるはずの食事療法についても、いまだに「従来のカロリー理論」による指導が一般的です。それで改善がなければ、次に内服治療になります。内服薬で血糖値が高いままなら「インスリン注射」という流れになります。

あえてインスリン注射を開始する目安を示すとしたら、「内服治療をしていてもHbA1cが８％以上の場合」となります。といっても、あくまで現場レベルでの目安の一つですから、絶対の基準ではありません。

発見時にすでに重症な場合には、最初からインスリン注射となる場合もあります。具体的には、重篤《じゅうとく》な高血糖で倒れ、救急車で運ばれた場合などです。その後に急速に血糖値コントロールが改善すれば、インスリン注射は離脱となりますが、高血糖のまま改善に乏《とぼ》しい場合には、そのままインスリンの自己注射に移行します。

インスリンを注射する回数は？

インスリン自己注射は１日に１～４回行います。重症なほど、その回数は増えていきます。

また、標準治療の説明でも触れた通り、以前はインスリン注射が始まると、インスリンのみ

資料11　インスリン製剤の作用のタイプ

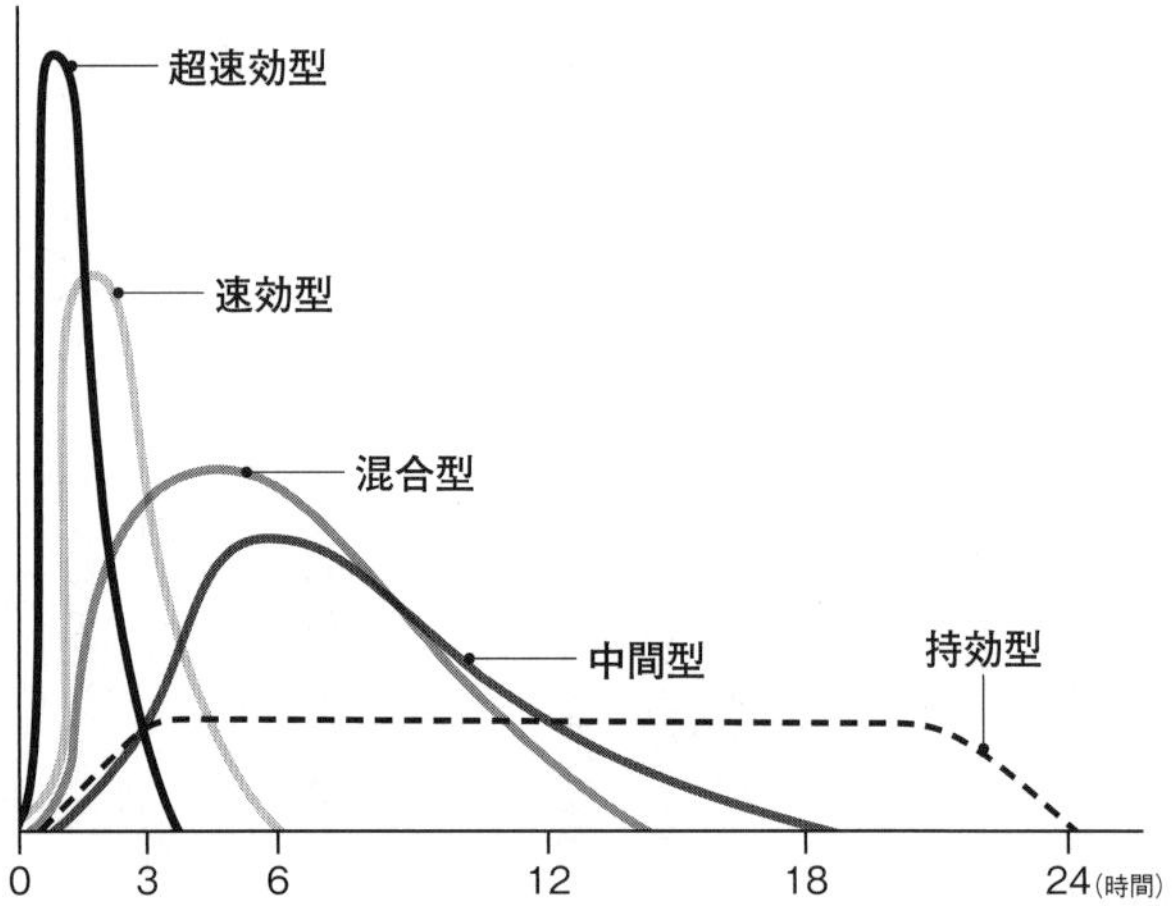

になることが多かったのですが、最近では内服薬や他の注射薬（GLP‐1製剤）との併用も増えてきました。インスリン製剤とGLP‐1製剤が一つになった注射も開発され、実際に使われています。また、前述のように内服タイプのGLP‐1製剤も処方可能になりました。

どんなインスリンを打つのか?

基本的には、インスリンの自己注射は、「長時間タイプ」と「短時間タイプ」を組み合わせて打ちます。効果の強さと時間経過のイメージは図を参考にしてください（※作用発現時間は製品によって異なります）。

次から、それぞれのタイプについて詳しく

見ていきましょう。

①持効型

長時間作用するタイプは、「持効型《じこうがた》」と呼ばれます。注射して１時間ほどすると効果が出始め、24時間かそれ以上の効果が持続します。どの持効型インスリン製剤も「長く安定して効く」とか「低血糖になりにくい」とか「血糖コントロールを改善する」などのうたい文句があり、一見すると同じような印象を受けます。しかし、実際に使ってみると、インスリン製剤を変えることで、かなり血糖コントロールが変化することがあります。

②速効型、超速効型

短時間のみ作用するタイプには、「速効型」や「超速効型」があります。「速効型」は少し古いタイプのもので、注射してから効果が出るまでに30分程度の時間がかかります。このため、食事の直前ではなく、30分前に、前もって打っておく必要があります。しかし、インスリンを打った後、すぐに食事をとらずに30分以上時間が経過してしまうと、その間に低血糖となるリスクがあるので、要注意。持続時間は８時間ほどです。

一方、注射してから15分ほどで効果を発揮する「超速効型」は、食事の直前に打つため、打ったらすぐに食事が始められるのがメリットです。

持続時間は3～5時間ほどと、速効型よりも短めなので、「効果時間が長過ぎて低血糖になる」というリスクが低減できます。実際の血糖コントロールも、「速効型」より改善するケースが多く、最近ではもっぱらこちらの「超速効型」が使われています。

「超速効型」のインスリン製剤も、「すぐに効く」「効果が残らず低血糖になりづらい」などのうたい文句があり、どの製剤も同じような印象を受けます。しかし、やはり超速効型インスリン製剤によって微妙な特徴があり、使う人との相性が存在します。

③中間型

注射後、効果が出始めるまでに2時間ほど、持続時間は18時間ほどです。また効果のピークが注射後の4時間後にあり、そのタイミングでの低血糖に注意する必要があります。

④混合型

最近は、長時間タイプの「持効型」と、短時間タイプの「超速効型」が1本になっている「混合型」と呼ばれるインスリン製剤があるので、タイミングの難しい中間型インスリン製剤はあまり使われてなくなってきています。

「持効型3割＋超速効型7割」「持効型と超速効型が5割ずつ」「持効型7割＋超速効型3

割」など、各割合の混合型インスリン製剤があります。また「超速効型」25%と「中間型」75%の混合製剤などもあります。

「基礎分泌」「追加分泌」の役割をするインスリン製剤

すでに皆さんもご存じのように、正常な人でもインスリンは分泌されます。分泌には、大きく2種類あり、それが「基礎分泌」と「追加分泌」です。

「基礎分泌」は、24時間ずっと少量ずつ、絶え間なく分泌されているインスリンのことです。1型糖尿病の場合には、この基礎分泌すらもゼロかほぼゼロになってしまいます。基礎分泌が不足すると、時間の経過とともに血糖値がジリジリと上がるとともに、代謝全体が崩れていきます。

内臓脂肪が多い場合などは、インスリン抵抗性が高くなるため、当然、基礎分泌のインスリンも効きづらくなります。すると、インスリンの作用不足が起きて、空腹時の血糖値が高いままになります。

この基礎分泌の代わりになるのが、長時間作用するタイプの「持効型」インスリンです。混合型インスリンを使う場合は別ですが、持効型インスリンのみを使う場合は、1日1回、注射を行います。24時間かそれ以上効くので、1日1回で十分ということです。

しかし、ときどき、持効型インスリンの作用が持続しない人がいます。この場合は、24時間が経過する前に、血糖値がジリジリ上がってきたりするため、注意が必要です。

食後に血糖値が上がったとき、ドバッと追加で分泌されるのが「追加分泌」です。糖質を含む食べ物をとった後には血糖値が急上昇します。その「急上昇した血糖」を減らすために、インスリンも大量に分泌されます。この追加分泌を補うためのインスリンが「超速効型」インスリンです。食事の直前に超速効型インスリンを打つことで、追加分泌の代わりにします。

ちなみに、速効型は前述のような理由（タイミングが難しい、長く効き過ぎて低血糖リスクがある）から、今ではほぼ使われなくなってきています。

「インスリンはやめられないんですよね？」に対する答え

患者さんからよく受ける質問の一つに「インスリンって打ち始めるとずっと打つことになるし、量が増えたりもするんでしょう？」というものがあります。

「なぜそうなるか？」というのはわからなくても、家族や知人などの様子から、こうした疑問の裏付けになる出来事を見聞きしている人が多いからでしょう。

確かに、通常はインスリンをやめられるタイミングは、開始直後のわずかな期間しかありません。糖尿病が発見されたときに「すでにかなりの重症」だった場合、入院してインスリン注射による治療が行われます。

こういった「急性期（なってすぐ・発見されてすぐ）」の場合、今まで過度な糖質をとり続けていた食生活が、入院すると半強制的に改まるため、急速に改善します。血糖値が1〜2週間の間に正常化していくのです。こういった場合には、インスリン注射をやめられる可能性があります。

逆にいえば、前記の「治療開始直後」以外でインスリン注射をやめられる場合は、ほぼありません。つまり、糖尿病の標準治療の場合、慢性期にインスリン注射をやめられる可能性は、ほぼゼロです。というのも、「従来の標準治療」では、インスリン注射をやめられる要素がないからです。嘘みたいな話ですが、医師たちもその方法を知りません。

インスリン注射がやめられない理由には、大きく次の4つがあります。

①医師がやめ方を知らないから、②薬の影響、③「激烈な空腹感」という副作用、④食事指導の根本的な間違い、の4つです。

これらについて、順に見ていきましょう。

インスリンの「やめ方」を聞いたことがない医師たち

医師たちが、その情報源から耳にするのは、「薬の始め方」と「薬のうまい使い方」だけです。薬の「やめ方」については、ほぼ情報がありません。「やめ方」についての情報があるのは、ステロイドなど「もともと一定期間だけ使う薬」などだけです。医学生から研修医になり、医師として成熟していく過程で、高血圧の薬、脂質異常症の薬、糖尿病の薬など、慢性疾患に関わる薬の「やめ方」の情報を得る機会は、ほぼゼロです。当然、糖尿病のガイドラインにも「インスリン注射のやめ方」という項目はありません。

つまり、「インスリン注射はやめられる」という話を耳にしても、「そんなことは今まで聞いたことがない！」と一蹴《いっしゅう》されます。学会、学術誌、教科書という情報源から「見たことも聞いたこともない」ということです。

「見たことも聞いたこともない！」から「そんなの無理」だし、「そんなの嘘」という判断が下されます。専門家であればあるほど、こうした傾向は強くなります。

血糖値は下げるが、インスリンはやめられなくなる薬

血糖値を下げるために処方される内服薬の一部は、血糖値を下げるものの、残っているすい臓のベータ細胞を犠牲にするものがあります。つまり、薬を飲むことで血糖値が下がるけれども、ベータ細胞に負担をかけて、インスリン注射を導入する時期を早めてしまう、ということです。

最も大きな負荷をすい臓のベータ細胞にかけるのは、ＳＵ剤です。これについての詳細は、89ページですでにお伝えしました。一昔前は、インスリン製剤とＳＵ剤しかない時代がありました。他に選択肢がなかった当時は、ある程度「仕方がない」といえます。

しかし、糖尿病薬の種類がかなり増えた今では、ＳＵ剤を使う利点はほとんどの場合でありません。ですが、いまだに長年にわたってＳＵ剤を飲んでいる患者さんが珍しくありません。その場合、おじいちゃん先生が処方しているケースが多い傾向があります。

同じインスリンを出すタイプの薬でも、せめて短時間のグリニド製剤、できれば、さらにベータ細胞への負担が少ないＤＰＰ‐４阻害薬にしてほしいものです。

ＳＵ剤でベータ細胞が過労死すると、インスリンを自分で分泌できなくなり、インスリンを外から注射する必要が出てきて、しかもやめられない状態になります。長期間のＳＵ剤使

用は、インスリン注射をやめられない身体にしてしまうのです。

インスリン注射の隠れた副作用は「激烈な空腹感」

人間は、血糖値が下がると「お腹が空いた」と感じます。つまり、インスリンを打つと、強制的に血糖値が下がるため、お腹が空きます。しかも、自前のインスリンが出たときよりも、低血糖になりがちです。「身体が本来コントロールしている範囲」よりも、さらに低血糖になるため、その空腹感は、強烈になります。

私は、患者さんに薬をすすめる前には、なるべく自分で試すようにしています。そのため、血糖値を下げるような薬も自分で使ったことがあります。薬を服用後、軽い低血糖が起きたときには「イライラ」し、さらに血糖値が低くなると、今まで感じたことのないレベルの「尋常じゃない空腹感」を覚えました。低血糖は命を失う可能性もあるため、身体はそれこそ命がけで空腹感を強くします。その結果、「尋常じゃない空腹感」が出てくるのです。

さて、「尋常じゃない空腹感」を自覚したら、人はどうするでしょうか? そうです、「食べる」ことになります。しかも、意識的・無意識的に、血糖値が上がるようなもの……つまり、糖質を好んで食べます。しかも、「尋常じゃない空腹感」の反動から、ドカ食いをしてしまいます。

超速効型インスリンは1日に1〜3回打ちますが、その直後から血糖値がギュンギュン下がり、そのたびに「尋常じゃない空腹感」がやってきます。ですから、そのたびに「糖質のドカ食い」をしてしまうことになるのです。

一方、持効型インスリンなら大丈夫かというと、やはりドカ食いループに陥りやすくなります。持効型はゆっくりと持続的に血糖値を下げ続けますが、これは、血糖値が高かろうが、低かろうが、お構いなしです。つまり、食べてから時間があいて、血糖値が下がってきてからも、ジリジリと血糖値を下げ続けてしまうのです。その結果、食前や食間に「範囲外の低血糖」になり、「尋常じゃない空腹感」を覚える可能性があるのです。

超速効型、持効型、どちらも結果は糖質のドカ食いです。そして、ドカ食いした糖質は、インスリンの作用によって、体脂肪に変換されます。一部は内臓脂肪となり、インスリンの効き目を落としてしまいます。

ここまでくるとオチが見えてくると思いますが……この結果、インスリン抵抗性が高い身体になり、血糖値は高くなり、主治医から「血糖値が高いのでインスリンを増やしましょう」と言われることになるわけです。

話はまだ終わりではありません。当然、増やしたインスリンの分、またお腹が空いて……と、負の無限ループに陥るのです。

インスリンを長らく打ってきた人が、糖質オフによってインスリンを離脱すると、ほぼ全員が「お腹が空かなくなった」「ドカ食いが減った」と言います。体重も減り、血糖値コントロールもどんどん改善していきます。

血糖値を上げる糖質を「食べなさい」という食事指導の怪

多くの2型糖尿病は、糖質過剰な食事が原因です。このため、食事の改善は最重要です。ところが、「従来の糖尿病標準治療」の食事指導は、「1日のエネルギーのうち6割程度を炭水化物でとりなさい！」という内容です。つまり、糖質を過剰に摂取して悪化した糖尿病患者さんに「さらに糖質をとり続けなさい！」と指導しているのです。これでは、指導を守ればば守るだけ、血糖値は上がることになります。

「糖質をとれば血糖値が上がる」というのは、単純な事実です。血糖値を直接的に上げるのは、糖質だけだからです。このように、通常の2型糖尿病で最も大切な治療である「食事」に関する指導が、根本的に間違っているという事実があります。

これまでのお話ですでに皆さんもお気づきかと思いますが、糖質をとり続ける限り、すい臓のベータ細胞への負荷は続きます。結果、自己分泌能力が低下、もしくは失われて、インスリン注射をやめるというゴールを迎えることはなくなります。

糖尿病治療のガイドラインでは、「炭水化物」という言葉がいまだに使われている時点で、時代遅れ感が漂います。炭水化物はご存じの通り「糖質＋食物繊維」です。食物繊維は血糖値を上げないので、糖尿病でも控える必要はありません。糖尿病のコントロールなら、「炭水化物が〜割」ではなく、「糖質が〜割」が正確です。

「糖質オフはインチキ」観がインスリンをやめられなくする

インスリンがやめられないどころかどんどん増えていくことに疑問を抱き、糖質オフを試みようとする、一部の患者さんもいます。ところが、相談を受けた主治医から「そんなのとんでもない！」「糖質オフなんかは民間療法だ！」と怒られた、という患者さんを、私は何人も診たことがあります。

しかし「糖質オフは根拠のない民間療法で、ガイドラインに沿った食事指導は科学的」というのは、事実が逆です。「従来の標準治療」で指導される「炭水化物で１日のうちの６割のエネルギー」は、驚くことに、何の科学的根拠もありません。一般的な日本人の食事がそうだから、というだけです。一方、「糖質摂取で血糖値が上がる」は、科学的裏づけがあります。

「権威ある人（機関）がそう言っているから、これこそ科学」「今までに聞いたことがないので、それは嘘」「論文に載っていないから民間療法」——これらの思い込みは、こうした大間違いを引き起こしています。

このために、「従来の標準治療」を受けているのにもかかわらず、血糖値はどんどん上がっていき、インスリン注射をやめることができなくなります。やめるどころか、インスリン注射はどんどん増量されていくのが通常です。

とはいえ、前著『薬に頼らず血糖値を下げる方法』（アチーブメント出版）を上梓《じょうし》した2018年から数年経った今、「糖質オフなんてインチキだ！」も徐々に下火になってきました。糖尿病のガイドラインも、当時よりは糖質オフに関する態度を軟化させています。コンビニにも当たり前のように糖質オフ商品が並び、お酒は種類を問わず、糖質オフタイプが存在します。徐々に、糖質オフは健康的な習慣であり、治療としても有用だという認識が広がってきました。実際に、医療の現場レベルでも、糖質オフの明らかな効果を目にする機会も増え（何せ患者さんが自分で糖質オフをして勝手によくなる場合が多々あります）、「糖質を減らしましょう」という指導を見聞きする機会も増えました。

とはいえ、私はいきなりの断糖はすすめていません。糖質まみれ、深刻な栄養不足状態で断糖をすると、代謝の変化が間に合わず、身体がエネルギー不足にみまわれて、かえって体調を崩すことになります。今までの食事が糖質過剰で栄養不足だった人ほど、ゆっくりと糖質オフをしつつ、栄養不足を補っていく必要があります。

なぜインスリン注射でベータ細胞が休まらないのか？

インスリン注射で外から体内に入れ続けることで、それまで過酷なブラック労働を強いられていたすい臓のベータ細胞は、インスリンの分泌をする必要がなくなります。実際に、医師は、「早めにインスリンを始めれば、すい臓を休ませてあげられますよ」と言い、しぶる患者を説得します。当然、悪意からではありません。１００％善意からです。これまでお伝えしたように、インスリンの自己注射は「早期導入」が標準治療では基本だからです。

ほとんどの患者さんは、「自分で注射を打つの⁉」と驚き、強い抵抗感を示します。しかし、著しい高血糖になると命の危険があるため、医師は「早めに打たないと危ないよ⁉」と一生懸命、説得します。心から患者さんのためを思って言っています。まさに、糖質オフに出会う前の私がそうでしたし、実際、近隣の医療機関で最もインスリンの自己注射を導入している医師でした。

しかし、先にお伝えした通り、どの患者さんも例外なくインスリンの量が増えていき、すい臓のベータ細胞が改善した例は皆無でした。改善どころか、インスリン導入後は、インスリンの自己分泌はどんどん減っていきます。

なぜ「休ませて」あげているはずのすい臓ベータ細胞は、復活しないのでしょうか？　これは、人体に共通する「使わないものは衰える」という仕組みによります。

わかりやすいところでは、筋肉でしょう。身体を動かさないと、身体の筋肉はどんどん萎縮して、弱体化します。また、脳についても同様で、脳を使っていないと、衰えることは有名です。皆さんも、身近でも実例となるようなことを見聞きしていることでしょう。たとえば、歳をとって仕事をやめた人よりも、続けている人の方が認知症になりにくい、などです。

人工透析でも同じことが起きます。透析導入前は尿が出ていたのに、導入が始まると、割とすぐに尿は出なくなります。わずかに残っていた腎臓の機能が、透析導入後は使われなくなるため、ゼロになってしまうのです。

すい臓ベータ細胞も同じです。インスリンを分泌する必要がなくなると、機能がどんどん落ちていきます。それが進むと、ＣＴやエコーなどでも明らかに「小さい」とわかるほどに、すい臓が萎縮していきます。

そして、第１章でもお伝えした通り、ベータ細胞は一度機能が失われると、取り戻す方法がありません。インスリン注射で「すい臓ベータ細胞を休ませる」というのは、イコール「ベータ細胞の機能を失わせる」、もしくは「ベータ細胞にトドメを刺す」ということになるのです。

（５）従来の逆を行く「インスリン・オフ療法」とは

なるべく低インスリン状態を保つ

ここまでに「高インスリンこそが黒幕」という話をしてきました。血糖（血中ブドウ糖）による糖化ダメージよりも、インスリンによる酸化ダメージの方が、深刻な影響がある、という話でした。逆にいえば、高インスリンを避けることで、糖尿病による合併症を防ぐことができるということです。

そこでここからは、薬によってなるべく低インスリン状態を保つ「インスリン・オフ療法」について説明します。2015年にスタートした、私のオリジナルの治療法です。

従来の治療における薬物療法の主流は、これまでお伝えしてきた通り、インスリンを分泌させる薬を使います。つまり、インスリン・オフ療法では、その逆を行くということです。

インスリンの弊害をすでにご理解いただいたことと思いますが、糖尿病性網膜症で失明したり、糖尿病性腎症で透析導入となったり、糖尿病足病変で足の切断などにいたったりといった糖尿病の合併症は、インスリンが黒幕です。つまり、糖尿病の薬物療法においては、インスリン分泌を少なくすることが最重要であるということです。

実際に、インスリン・オフ療法を始めてから、私の患者さんで合併症が起きた方は皆無となりました。具体的には、インスリンを増やすことなく、血糖値も下げられ、すい臓のベータ細胞の負担も減らすことができる、次からご紹介するような薬剤を使うところがポイントになります。

インスリン・オフ療法で使う薬剤

糖尿病治療で使われる薬の特徴は、おおむね「糖尿病の標準治療、使用薬剤」の部分で説明しました。今回は、「なるべく低インスリンを保つ」という視点から解説していきましょう。

インスリン・オフ療法で使う薬剤は、基本的には次の３種類です。

①ＳＧＬＴ２阻害薬　②α－ＧＩ　③ビグアナイド薬

加えて、インスリン分泌がかなり減っている場合には、インスリン分泌を最低限確保する必要があるため、次の２種類も使います。最低限のインスリン量を下回ると、危険レベルの高血糖（血糖値６００～１０００）になると同時に、アシドーシス（身体が酸性になり過ぎた状態）になって倒れるなどといったリスクがあるからです。

④ＤＰＰ－４阻害薬　⑤ＧＬＰ－１製剤

では、これら5つの薬剤を、順に見ていきましょう。

インスリン・オフ療法で使う薬①――SGLT2阻害薬

標準治療の説明で「尿にブドウ糖を出して血糖値を下げる薬」とお伝えしました。この薬の特性の一つに「メタボな糖尿病の方には最適」というのがあります。逆に、痩せている糖尿病の方には、向いていません。どんどん痩せていってしまうからです。特にBMI20未満の場合には、処方してはいけない薬です。

処方すると、HbA1cが0・5~1・0%程度下がる効果があります。しかし食前や食間に空腹感が出るため、その反動でその分たくさん糖質をとってしまうケースがあり、その場合はこうした効果が得られず、HbA1cの数値に全く変動が出ないことがあります。肥満がある方が服用すると体重が減少することが多いのですが、「SGLT2阻害薬で全然痩せない!」という方は、空腹感の反動で以前よりも食べているからです。

私が使っていた薬剤名と製品名、それぞれの使い分けは次の表(資料12)の通りです。

ルセフィに関しては、「CYP(シップ)代謝だから使わない」という医師もいます。「CYP代謝」とは、肝臓のCYPという代謝酵素によって代謝されることをいいます。基本的

資料12　インスリン・オフ療法で使用する薬（SGLT2阻害薬）

用途	薬品名	製品名
少量投与したい時	イプラグリフロジン	スーグラ
通常の投与、強くしたい時	ルセオグリフロジン	ルセフィ
特に体重減少をしたい時	カナグリフロジン	カナグル

にはほとんどの薬物が、肝臓にある何らかの代謝酵素によって代謝・分解され、尿や胆汁《たんじゅう》から体外へ排出されます。ＣＹＰは、薬の代謝の約80％に関与しているといわれています。

このＣＹＰは、人によって働きが活発な人もいれば、そうではない人もいます。つまり、薬が早く代謝されてしまう人は、「効きがイマイチ」となり、逆に、ＣＹＰの働きが低めの人は、薬物が体内に残り続け、効き過ぎたり、副作用が出たりしやすくなります。

こうした効き目のバラつきから、「ＣＹＰ代謝の薬剤は避けた方がいい」という考えがあります。

しかし、ＣＹＰ代謝だから、絶対に効果にバラつきが出るとは限りません。実際、私はルセフィをこれまでに数多く処方しましたが、それほど効果に差がありませんでした。「理論」と「実際に起きたこと」では、常に「実際に起きたこと」の方が現実的だと、私は考えています。

インスリン・オフ療法で使う薬②——α-GI

腸で糖の吸収をゆっくりにする薬で、効果を発揮するために食事の直前（食事開始の15分以内）に服用します。そのため、先にもお伝えしたように、糖尿病の内服薬の中で最も「飲むのを忘れやすい薬」といえます。特に、働いている方の場合はお昼の分を忘れやすく、飲み切っているはずの時期に「1カ月分以上余ってます……」という患者さんが実際に何人もいました。

現在（執筆時）は次の3種類が保険適用になっており、処方されています。

作用が弱め：アカルボース（先発品の商品名：グルコバイ）
ボグリボース（先発品の商品名：ベイスン）
作用が強め：ミグリトール（先発品の商品名：セイブル）

副作用として腹部の症状などが出やすいという特徴があり、「お腹が張ってしょうがない」「オナラがすごく出る」などを訴える患者さんが今までにいました。しばらく飲んでいるうちに慣れて副作用がなくなる場合もありますが、ずっと続いてしまうケースも多数あります。その場合は種類を変えるか、１日の回数を変えるなどで改善が見られることもあります。

インスリン・オフ療法で使う薬③――ビグアナイド薬

肝臓や腸など、複数箇所に作用して血糖値を下げる薬です。古くからある薬ですが、わかっていないことも非常に多く、副作用が色々なところに出ることがあるのが特徴です。しかも、命に関わる副作用も稀ではありません。有用ですが、危険でもある、それがビグアナイド薬です。海外では糖尿病の第一選択薬です。

副作用が多いことから、肝臓、腎臓、心臓、肺などに障害のある人、脱水のある人、大量の飲酒をしている人、今までビグアナイド薬を常用していなかった75歳以上の人には処方されません。

日本で処方されるビグアナイド薬には、メトホルミンとブホルミンの２種類があり、実際に使われるのは、メトホルミンがほとんどです。

インスリン・オフ療法で使う薬④——DPP‐4阻害薬

血糖値が高いときだけ、インスリン分泌を促して血糖値を下げる作用を持つ薬です。副作用は少なめ、値段は高めで種類が多くあるのが特徴です。

もう一つの特徴として、「インスリン分泌を増やす」というのがあるため、メタボでインスリンがガンガン出ているような糖尿病の状態に使うと、不健康になる可能性があります。

では、どういったときにDPP‐4阻害薬を使うかというと、「インスリン注射が必要な一歩手前」のケースです。あまりにインスリンが出なさ過ぎて、代謝全体がくるってしまう、そんな状態がDPP‐4阻害薬の服用タイミングです。

実際に、糖尿病が進み、インスリンが出なくなってくると、「代謝性アシドーシス」という、身体が酸性になり過ぎる状態になってしまいます。こういった状態で、DPP‐4阻害薬を使うと、踏みとどまる可能性が上がります。高血糖のままでも低インスリンなら合併症は出ませんが、低インスリンも行き過ぎれば代謝が崩れ、身体が酸性になり過ぎたり、命の危険が出てきます。そういった症例でこそ、DPP‐4阻害薬は健康の維持に役立ちます。

逆に、インスリンがドバドバ出ている状態で、DPP-4阻害薬を追加すると、血糖値は下がりますが、大量のインスリンによってむしろ不健康になり、眼底出血したり、腎機能が低下したりする可能性があります。

DPP-4阻害薬は、現在（執筆時）の日本では、9種類の成分が処方されています。最近開発されたタイプの薬剤のため、まだ後発品（ジェネリック薬品）はありません。

シタグリプチン（商品名：グラクティブ、ジャヌビア）
ビルダグリプチン（商品名：エクア）
アログリプチン（商品名：ネシーナ）
リナグリプチン（商品名：トラゼンタ）
テネリグリプチン（商品名：テネリア）
アナグリプチン（商品名：スイニー）
サキサグリプチン（商品名：オングリザ）
トレラグリプチン（商品名：ザファテック）
オマリグリプチン（商品名：マリゼブ）

基本的には、腎機能が低下している場合には、量を減らしたり、中止したりする必要がある薬剤ですが、ビルダグリプチン（商品名：エクア）、リナグリプチン（商品名：トラゼンタ）、テネリグリプチン（商品名：テネリア）の3種類は通常量で使うことができます。

インスリン・オフ療法で使う薬⑤――GLP-1製剤

DPP-4阻害薬の作用を強くした注射タイプの薬です。使いどころも同じで、DPP-4阻害薬よりも、もう一歩、インスリンの分泌能力低下が進んでいる状態で始めます。

GLP-1製剤も色々な種類がありますが、効果はほぼ同じです。最近は、インスリン注射との併用も保険が通るようになり、併用している症例も増えてきました。

現在では、インスリンとGLP-1が混ざっている製剤もあり、作用的には非常に理にかなっています。GLP-1製剤の使いどころも、DPP-4阻害薬とほぼ同じです。

また、先にお伝えしたように、最近になり内服タイプのGLP-1製剤も処方可能になりました。新薬のため、慎重な投与が必要ですが、今後、副作用や注意点、特徴などの情報が蓄積されていくでしょう。

以上、5種類の薬剤を患者さんの状態に合わせて組み合わせることで、血中のインスリンを低く保ち、合併症を防ぐことが可能です。

具体的な症例に対するインスリン・オフ療法の詳細は、次章でご紹介しましょう。

そして、重要なことを最後にお伝えしますが、低インスリンに保つには、食事も絶対的に変えることが必須です。たとえ薬を飲んでも、過剰な糖質をとり続けては本末転倒です。そのための施策は、第4章の「タンパク脂質食」を参考にしてください。

つまり、インスリン・オフ療法とは、

薬で低インスリン状態を保つ　＋　低糖質・高栄養のタンパク脂質食をとる

この2本柱で完成するものなのです。

逃げた方がいい医師の見分け方

糖尿病の治療において、主治医を選ぶことは非常に大切です。検査のオーダーも、処方も、主治医が行います。いわば、命を任せる相手です。ところが「家から近いから何となく」といった理由で、主治医を選ぶ人が少なくありません。あなたの命を任せる相手をそんな風に選んでよいのでしょうか?

特に、今は糖尿病治療が目まぐるしく変化し、新旧が入り乱れている過渡期にあります。そして、その「新」と「旧」には、驚くほど大きな違いがあります。

リスクの高いSU剤をずっと処方し続けるおじいちゃん医師の話を先にしましたが、その患者さんたちは気の毒なことに、糖尿病がよくなるどころか、薬がやめられず、どんどん増えていきます。一方で、新しい治療では、薬が減らせたり、やめられたりします。どの主治医を選ぶかで、未来が真逆に変わるほど違いが出るのです。

本書を手に取っていただいた皆さんには、ぜひ、未来を明るくしてくれる主治医を選んでほしいと思います。そのため、まずは頭に入れておいてほしい「逃げた方がいい医師の特徴」を次からお伝えします。これからあげる特徴の逆をいく医師を、ぜひ選んでください。

逃げた方がいい医師の特徴①——標準治療・絶対厳守派の医師

ほとんどの医師がこの条件に当てはまってしまいますが、まずは「標準治療・絶対厳守派」の医師があげられます。このタイプの医師は、日本糖尿病学会の決める「糖尿病診療ガイドライン」を遵守し、それ以外のすべての治療法や対策を否定します。当然、糖質オフをしていたら「即、やめなさい」と指導されてしまいます。

ガイドラインは書籍として刊行されていたり、学会のホームページでも見ることができます。

◆糖尿病診療ガイドライン２０１９
http://www.jds.or.jp/modules/publication/index.php?content_id=4

この学会公式サイトの下部には、製薬会社のロゴが並んでいます。「スポンサーですよ」「学会に資金を提供していますよ」ということが伝わってきて、学会がどういう仕組みになっているかの一端が、ここから垣間見えます。

これに対して「いまだに……!?」とあきれる人もいるかもしれません。アメリカの糖尿病学会でも、さすがに「どのページにも製薬会社のロゴを載せている」ということはありません。

◆米国糖尿病学会（ＡＤＡ：American Diabetes Association）https://www.diabetes.org

また、毎年、刊行される『糖尿病治療ガイド』という冊子があり、こちらはガイドラインのまとめ版のようなものです。

◆糖尿病治療ガイド２０２０‐２０２１

https://www.bunkodo.co.jp/book/2SDJFKGM7B.html

少し古いものは、インターネット上で公開されています。

◆糖尿病治療ガイド２０１８‐２０１９

https://www.u-hyogo.ac.jp/shse/sakaue/Lecture/file/2020_ref_DM.pdf

これらを読めばわかりますが、「診断」や「薬物療法」や「合併症」についての内容が大半を占めています。先の通り、「薬の減らし方・やめ方」とか「インスリンの減らし方・やめ方」という話は一切、出てきません。

２型糖尿病は、糖質の多い食事によって発症する病気です。しかし、その最も大きな影響を占める食事療法についても、「糖尿病診療ガイドライン２０１９」全４４６ページのうち、たったの25ページしか割いていません。わずか５％程度です。しかも、その内容は、すでにここまでに何度か述べたように、古びたカロリー理論を基準とした、何も交換できない「食品交換表」が珍重されています。「同じカロリー量なら、コレとアレを交換できる」という食品交換表は、もはや時代遅れも甚だしい概念です。

一部の現場の医師や管理栄養士は、この過ちにすでに気づいていますが、いまだにほとんどの医師や管理栄養士は、この旧態然とした考え方をしています。その結果、薬は減らず、インスリンも減りません。

もし、あなたの主治医が、こういった古い考えに固執し、薬もインスリンも減らせず、あなたの話をロクに聞いてくれない主治医なら、勇気を持って今すぐ医師を変えましょう。ガイドラインが変わるには、10年単位の時間がかかります。今、もし血糖値に問題があるならば、それを待っている余裕はありません。

新しい変化を取り入れている医師も、まだ少数ですが、ゼロではありません。あなたが健康を取り戻す手助けをしてくれる医師を、あなたの主治医にしましょう。

逃げた方がいい医師の特徴②——やたら「完治させた」と言う

糖尿病は、よく「一生付き合っていく病気」といわれますが、その一方で「完治した！」といった話も時折耳にすることがあります。本当に完治するとしたら、とても希望が持てます。しかし、実際には、完治する場合は非常に限られます。というのも、本書でも何度か触れてきたように、「糖尿病です」と診断された時点で、すい臓のベータ細胞がある程度、死んでしまっているからです。

すい臓のベータ細胞は、一度死滅すると、よみがえらせる方法がありません。希望の持てる情報もときどき出てきますが、血糖値を大幅に改善するほど十分な治療効果のある方法はまだありません。

こういった状況ですので、「どんな状態でも完治する！」といった触れ込みには、注意が必要です。糖尿病の完治は、軽症例だけです。まともな医師であれば、「糖尿病は必ず治る」とか「完治する」とは言わないものです。

どちらかというと、医師よりも、効果がほぼないサプリメントや、医師ではない「医療関係者」を名乗る人たちが、こういったフレーズを使って集客をしていることが目につきます。できれば「糖尿病が完治する」という言葉をちらつかせる相手には、近寄らないようにしましょう。効果がないものに、大金を費やすハメになります。

逃げた方がいい医師の特徴③——「糖負荷試験」が好きな医師

私が「糖負荷試験は、必要性がほぼない」と言うと、よく驚かれます。糖尿病の有無を調べる代表的な検査だから、多くの人が受けたことがあるからでしょう。

糖負荷試験は、ブドウ糖を摂取して、その後の血糖値を測りますが、これは「1日3食、糖質をたっぷりとっている」のが前提の検査です。日ごろから糖質を控えている場合、インスリンの分泌量が減るため、この状態で糖負荷試験をすると、インスリンの分泌が遅れることがよくあります。その結果、「異常」とか「糖尿病パターン」などと判定されてしまうのです。実際には、インスリンの分泌能力には異常がなくとも、です。つまり、異常がない糖質オフをしている人たちを「病人」と判定してしまう、ということです。

ひどい場合は、「極端に糖質を控えているから病気になったのだ!」と言われることさえ、あります。もちろん、これは大間違いです。

妊娠中の糖負荷試験は必要なわけ

もちろん、糖負荷試験が必要な状況もあります。それは、妊娠中です。

妊娠中には、妊娠による「ホルモンなどの一大変動」によって、急速にインスリンが効きづらくなります。つまり、インスリン抵抗性が高まるために、食後の血糖値が急激に上昇しやすい状態になります。その一方で、食べていないときの血糖値はそれほどでもない場合もあります。つまり、糖をとった後の血糖値を測らないと、見分けがつきません。

そして、通常の検査で血糖値と同時に測定されるHbA1cは、直近の1〜3カ月間の血糖値を反映します。逆にいえば、1カ月以内に血糖値が急速に高くなった場合には、全く反映されません。つまり、通常の採血検査では、血糖値もHbA1cも全くの正常範囲、ということが起きます。このため、妊娠糖尿病の検査では、糖負荷試験が欠かせません。

ただし、注意点があります。妊娠糖尿病の検査のための糖負荷試験でも、糖質オフをしたまま行うと、やはり「異常」と判定されます。さらに、脂質代謝がきちんと働いていて脂肪酸やケトン体が血液中に増えていると、「ケトン体だ！　危険だ！」「胎児に悪影響がある」と言われかねません。

これには、「ケトン体が高いと生まれた子どもの知的発達が遅れる」と指摘する論文が広く知れ渡ったことも影響しています。しかし、これもまた、大間違いです。胎児はむしろケトン体を積極的に使っており、知能が低下することもありません。

では、糖質オフを普段からしている妊婦さんの場合は、どのように妊娠糖尿病をチェックすればいいのかというと、糖をわざわざ負荷しなければいいだけです。いつも食べている食事で、血糖値が上がるか？　インスリンが十分に出ているか？　を調べればいいだけなので、

「いつもの糖質オフの食事」の後に、血糖値や血中インスリン濃度を測定すればいいのです。むしろ簡単です。糖尿病のリスクを増やす糖を負荷する必要は、そもそもありません。

糖質オフ時代の糖負荷試験は無意味

糖質オフを実践している人が多くなってきた今、糖負荷試験は無用の長物です。何度も採血する痛みもある上、血糖値を爆上げする純粋なブドウ糖を摂取することで、糖尿病のリスクも高めてしまいます。

普段、せっかく糖質を控えて、インスリン分泌をわざわざ少なくしているのに、検査のためだけに糖を大量にとるという、無意味なことを行う必要はありません。いつもの食事の後に、採血して検査をすればいいだけです。

第3章　脱インスリン100%の症例

インスリン自己注射を次々に卒業できた患者さんたち

この章では、合併症が予防できる上、薬も減らせるインスリン・オフ療法の症例をお伝えしていきます。

私がこれまでに、インスリン・オフ療法を行った患者さんの脱インスリン率は、100％です。私が前職の病院で糖質オフ治療を始めたのは、2014年のこと。それから5年後の2018年4月には、インスリンを自己注射していた84例の2型糖尿病患者さん全員が、インスリンを離脱することができました。

通常、インスリンの自己注射は10単位程度しかやめられないといわれますが、中には約100単位のインスリンを打っていた患者さんもいました。その方も、従来治療とは真逆のインスリン・オフ治療で、離脱することができました。合併症も一切ありませんでした。

前述の通り、インスリン・オフ療法は、服薬でなるべく低インスリンを保ちながら、糖質オフの食事をする、この2本柱です。どちらが欠けても、この結果は得られません。

そして、繰り返しになりますが、**今現在、糖尿病治療を受けている場合には、必ず主治医の指導のもとでこの2つを行うことが絶対に必要です。今服用している薬を自己判断で中止したり、糖質オフを行うと、命の危険さえあるので、注意してください。**

では、実際の症例を見ていきましょう。

【症例１】インスリン分泌がかろうじて残っていたＡさん
Ｄａｔａ：30代後半、男性、HbA1c９・９％、血糖値１０１（食後３９０分）
１日４単位のインスリンを使用

【初診時の状態と検査内容】

他の病院で糖尿病の診断をされ、入院治療されていた男性の例です。
前医が行った検査によると、HbA1c 12・４％、血糖値３１３と、かなり高い数値でした。それから約20日後に、私の診察に訪れました。その時点では、入院治療の効果もあって、HbA1c９・９％、血糖値１０１（食後３９０分）でした。

前医からの処方は、ランタス（持効型インスリン）を朝４単位自己注射し、メトグルコ錠（５００㎎）を朝食後１錠、夕食後１錠飲んでいました。ランタスは24時間ほど効果が持続する「持効型」タイプのインスリンです。メトグルコは、ビグアナイド薬の一つで、インスリンの効き目を改善するタイプの薬剤です。

Aさんの身長は168㎝、体重56・4㎏、BMI19・9と、痩せ過ぎでも太ってもいませんでした。

そこで私は、まずはSPIDDM（緩徐進行1型糖尿病）を除外するための抗体検査と、インスリンの自己分泌能力を調べる血中Cペプチドの検査を行いました。その結果、抗体検査は陰性、血中Cペプチドは1・4ng／mLと、最低限の分泌能力が保たれている状態でした。インスリンを打っている患者さんの場合、注射したインスリンも血中インスリンの数値に含まれてしまうため、自己注射の影響を受けないCペプチドの方を測定します。

【治療内容】

まずは、初診時にタンパク脂質食（第4章参照）を指導しました。前医からは、例の何の役にも立たないカロリー理論による食事療法を指導されていたそうです。

インスリン自己注射は終了し、メトグルコ錠（500㎎）は、朝食後1錠、夕食後1錠の1日2錠から、昼食後に1錠を追加して1日3錠に増量しました。

【経過】

私の初診から1カ月後には、HbA1c6・9％と、数値の低下が見られました。タンパク脂質食も順調に進み、「面倒なカロリー計算もなく、とても助かっている」とのことでした。

実際に血糖値は、食後75分にもかかわらず、95㎎／dLと低い数値を保っていました。糖尿病では食後血糖値が高くなるのが通常ですが、Ａさんの食後血糖値は非常に安定していることが観察されました。これは、タンパク脂質食の大きな特徴です。

自己注射を１カ月以上中止したため、今度は血中インスリン濃度（ＩＲＩ）を測定したところ、６・４μU／mLと、低インスリン状態を維持していました。

初診から７カ月後には、メトグルコも終了となり、インスリンも内服薬もない状態で、HbA1cは５・９％に改善していました。

HbA1cは、６・０〜６・４％で糖尿病予備軍、６・５％以上で糖尿病、というのが区切りなので、すでにＡさんは薬なしで、予備軍からも外れることができました。

【考察】

Ａさんのように、初期の段階からタンパク脂質食を開始し、内服薬でインスリン・オフ療法をすると、短期間のうちに大きく数値が改善し、薬も不要になりやすいといえます。「鉄は熱いうちに打て」といいますが、特に、糖尿病はこの「初期」が大事です。このときの対処で、その後の経過が大きく変わります。

幸い、Aさんは初期の段階で「従来の標準治療」に疑問を持ち、私のところに来てくれました。退院後もそのまま標準治療を続けていたとしたら、高い確率で持効型インスリンがいつまでも中止にならなかったと思われます。

4単位というのは、自前のインスリンがすい臓から出ている場合には、ほぼ意味のないほど少ない単位数です。しかし、従来の標準治療では、これまでにお伝えしてきたように「インスリンはやめない」のが鉄則です。「迂闊《うかつ》にやめると血糖値が上がって危険です」「すい臓が疲れてしまいます」と説明され、ずっとインスリン注射が続きます。

その結果、すい臓のベータ細胞はどんどんインスリンを分泌する能力を失い、打ったインスリン注射の副作用でお腹が空いてドカ食いをして太っていく……というのがよくあるケースです。インスリンもやめられず、内服薬も増えていく、という負のループに陥ってしまいます。

Aさんは、インスリン・オフ療法で即座にインスリンが中止になり、1年も経たないうちに内服薬も卒業できました。このまま低糖質のタンパク脂質食を継続していれば、再び糖尿病が悪化することはないでしょう。

【症例２】 健診で発覚した糖尿病＆内臓脂肪過多なＢさん

Ｄａｔａ：50代後半、男性、ＨｂＡ1ｃ15・７％、血糖値３４１（食後３９０分）
腹囲94㎝

【初診時の状態と検査内容】

50代男性のＢさんは、健康診断で来院された方です。健診で行った血液検査の結果、HbA1c 15・７％、血糖値３４１、尿糖４＋と、かなり悪い数値が出てしまいました。

身長１７４・７㎝、体重は76・２㎏、ＢＭＩ25・０と、「ギリギリ肥満」で踏みとどまってはいますが、問題は94・０㎝ある腹囲でした。筋肉量は少なめで、内臓脂肪が多め、と予想されました。すでにお伝えした通り、内臓脂肪はインスリン抵抗性を高める要因になります。

早速、内服薬による治療とタンパク脂質食の指導を開始しました。内服薬は、インスリンの効きをよくするピオグリタゾン錠（45㎎）を朝食後、腸で糖の吸収をゆっくりにするボグリボース錠（１・３㎎）を毎食直前に１回１錠、メトグルコ錠（５００㎎）を毎食直前に１

回1錠、マグミット錠（250㎎）を毎食直前に1回1錠でした。

マグミットは酸化マグネシウムの薬で、下剤です。体内に吸収されない分のマグネシウムが、便に水分を含ませ、便を出しやすくします。糖尿病ではマグネシウム不足のことが多く、不足があった場合にはそれを解消することで、エネルギー代謝を改善することができます。

【経過】

初診からひと月半後には、HbA1c 9・2%、血糖値100㎎／dL（食後225分）と、かなり改善されていました。体重も72・7kgと、約4kg減量できていました。男性は内臓脂肪がつきやすいのですが、このように、落ちやすい脂肪でもあります。

初診から5カ月後には薬はメトグルコ錠（500㎎）のみに。HbA1cは5・6%、空腹時血糖102㎎／dLとなっていました。

ピオグリタゾン錠は、経過中に下肢にむくみが出現したため、中止しました。ピオグリタゾン錠は、92ページで触れたチアゾリジン誘導体の薬です。先述した通り、やはり効果があまり感じられず、副作用は出現しがち……というイメージがよぎります。

【考察】

Bさんは、従来の標準治療では、即、インスリン注射が始まるレベルの検査数値でしたが、症例１のＡさんと同じように、発見時からすぐにタンパク脂質食と、インスリン・オフ療法を行って、良好な経過をたどることができました。薬も最小限で済みました。

この症例では、ミネラルの一種であるマグネシウムを処方で出しましたが、諸般の事情でビタミンはほぼ摂取していませんでした。脂肪燃焼をサポートする十分な量のナイアシン（ビタミンＢ３）を追加していた場合、さらに経過に違いがあったであろうと予想できます。

【症例３】　１日約50単位のインスリンを卒業&13キロの減量にも成功したＣさん

Ｄａｔａ：60代後半、男性、HbA1c８・３%、血糖値１３４（食後２３０分）
１日48単位のインスリンを使用

【初診時の状態と検査内容】

Ｃさんは、他院の循環器内科で糖尿病の治療を数年、受けていた方です。その後、私のいた病院にいらっしゃいました。初診時には、ノボラピッド（超速効型インスリン）が、朝食前６単位、昼食前10単位、夕食前12単位、ランタス（持効型インスリン）が、就寝前20単位と、1日に合計48単位ものインスリン自己注射をされていました。

インスリンは少なめの人では1日に10〜20単位ですから、Cさんはなかなかの量を使っていたことになります。ここまでの量に進むと、やめるなんて夢のまた夢、到底不可能、となるのが通常です。

一方、内服薬はメトグルコ錠（250㎎）を朝食後2錠、昼食後2錠、夕食後2錠と、1日に計6錠を服用している上、降圧剤や抗血栓薬なども処方されていました。

初診時の体重は76・6㎏、身長は158・8㎝、BMI30・4の「2度肥満」の状態でした。

採血検査では、HbA1c 8・3％、血糖値134㎎／dL（食後230分）、抗体検査は幸いなことに陰性でした。

私は初診時からインスリンの終了を決めました。先ほど「通常はやめられない」とお伝えしたインスリン1日48単位をゼロにした、ということです。Cさんもさすがに驚いていました。

一方、内服薬はしっかりした診察や様々な配慮の上で次のように増量しました。もとから服用されていたメトグルコ錠は、1日1500㎎から2250㎎に、加えて尿から糖を出す

SGLT2阻害薬のルセフィ錠（2・5mg）を朝食前に1回1錠、ボグリボース錠（0・3mg）を毎食直前1回1錠と、2剤を追加しました。

タンパク脂質食の指導や、様々な注意もお伝えしました。たとえば、SGLT2阻害薬（ルセフィ）は、尿に糖と水分を出すため、脱水による脳や心臓の梗塞リスクがあります。Cさんにも、脱水によるリスクや、適切な水分摂取についてお伝えしました。

【経過】

初診からいきなりインスリンを中止してから約1カ月後、Cさんの検査結果はHbA1c 7・3%、血糖値156mg／dL（食後400分）と、数値はしっかり改善していました。48単位ものインスリンを中止した状態で、HbA1cが1・0%も低下していたのには、Cさんも驚いていました。体重もひと月で4kg以上減量することができました。肥満のある糖尿病患者には、SGLT2阻害薬がやはりよい結果をもたらしてくれます。しかも、心不全の影響で現れていた下肢のむくみも消失していました。

その後もインスリンはゼロのまま、ルセフィは1日2・5mgから1日5mgに増量したものの、他の処方はそのまま継続としました。

初診から3カ月後には、HbA1cが6・8%と、ついに6%台に改善し、体重も68・6kg

になり、半年後には63・8kgまで減量することができました。「30年前（30代）の頃の体重に戻った！」とCさんはとても喜んでいました。半年で、13kg弱の減量です。

そのときにもHbA1cは6・9%と6%台を維持できていて、体調もよく、とても元気そうにされていたのが印象的でした。

【考察】

Cさんは治療スタートから数年が経過しており、しかもインスリンを1日48単位打っていたという「かなりしっかりした糖尿病」のケースでした。標準治療では、インスリンは増えることはあっても減ることはなかった可能性が非常に高いといえます。

特に、Cさんの場合は、循環器疾患など糖尿病以外の病気もあり、いわゆる「管理の難易度が高め」な症例でした。しかし、インスリン・オフ療法によって、インスリンを打っていた頃よりもHbA1cが低下しました。インスリン・オフ療法に切り替えるのに「遅過ぎることはない」ということを明確に示すケースです。

もちろん、食事もタンパク脂質食をしっかり行わないと、ここまでの改善は見込めません。ご本人や周囲の頑張りは欠かせないのです。Cさんは、外出時は糖質をとることもあったそうですが、普段は糖質をしっかり抑えていらっしゃいました。この努力は、見事に結果に反映されました。

【症例４】　内服薬の減量に成功したＤさん
Ｄａｔａ：50代後半、男性、ＨｂＡ1ｃ７・９％、血糖値１５９（空腹時血糖値）

【初診時の状態と検査内容】

次に、内服薬が減量できた症例を見てみましょう。

50代のＤさんは、健康診断で糖尿病、高血圧、肥満を指摘されて、通院を開始された方です。身長１７１・７cm、体重84・８kg、ＢＭＩ28・８と、限りなく2度に近い１度肥満の状態で、検査結果は、HbA1c７・９％、空腹時血糖値１５９mg／dL、血圧は１９７／１１２mmHgと非常に高値でした。

まず、糖尿病に対しては、メトホルミン錠（２５０mg）を朝食後1錠、夕食後１錠で開始としました。さらに、降圧剤も1種類（ミカルディス錠〔20mg〕、朝食後１錠）開始となりました。

しかし、初診から3カ月後も血圧が164／100㎜Hgと高値だったため、別の降圧剤（アダラートCR錠〔20㎎〕、朝食後1錠）が追加となりました。

その後、徐々に体重が減少し、各数値も改善していきました。初診から1年後には、一時的に尿に糖を出すSGLT2阻害薬（カナグル錠、朝食後1錠）も追加し、その1年後に終了しています。

SGLT2阻害薬を追加した頃には血圧も低下してきたため、降圧剤のうち、ミカルディス錠は中止しました。

初診から約2年が経過した頃には、体重は74・8㎏と、ちょうど10㎏減少していました。HbA1cも6・3％と、順調に改善したため、メトホルミン錠を終了、その後しばらくしてカナグル錠も終了となり……初診から約3年が経過した頃には、最後の降圧剤（アダラートCR錠）も終了することができました。

この頃は、HbA1c5・8％、血糖値108㎎／dL（食後150分）、血圧は、128／74㎜Hgと、安定して経過されていました。

【考察】

Dさんは、3年の月日を経て、内服薬がいらなくなりました。糖尿病の薬も、高血圧の薬も、よく「一生のお付き合い」といわれます。薬は増えることがあっても、減らないというパターンに陥りがちです。

インスリン・オフ療法では、糖尿病の薬に限らず、このように薬が減ったり、ゼロになったりすることがよく起こります。

【症例5】　薬なし、食事だけで糖尿病を改善&27キロ減量したEさん

Data：40代後半、男性、HbA1c9・0％、血糖値140
BMI32・7の2度肥満あり

【初診時の状態と検査内容】

全く薬を使わずに、タンパク脂質食だけで改善したのが、Eさんです。

初診時の前医採血では、HbA1c9・0％、血糖値140mg／dL、GAD抗体は陰性という結果でした。Eさんは身長168㎝、体重92・3㎏と、BMI32・7の2度肥満もありました。

Eさんの検査結果は、従来治療であれば、即「薬の治療を始めましょう」と言われるレベルです。しかし私は、初診時からタンパク脂質食の指導や各種検査のみで、処方はなしとしました。その理由は、最初に1剤、糖尿病薬（メタクトというチアゾリジン誘導体とビグアナイド薬の合剤）を処方しましたが、ご本人が完全に飲み忘れたため、再診時まで「1錠たりとも飲まなかった」というものです。実際に、こういうことはよくあります。

それにもかかわらず、約1カ月後の次回採血検査時には、HbA1c 6・8%と低下しており、体重も5kgほど減り、食事療法も割と徹底されていらっしゃいました。このため、そのまま内服なしでの経過となりました。

果たして、Eさんは、初診から約1年後には内服薬ゼロのまま、HbA1c 5・1%、血糖値98mg／dL（食後180分）と見事に改善することができました。さらに、体重は65・0kgと、1年で27kg以上の減量に成功していたのです。身体の内外から、大きく変化していました。

【考察】

薬を全く使わなくても、食事だけでこれだけの結果が出せることを、ぜひ知っていただきたいと思います。逆にいえば、食事の改善なくして、この結果は絶対に得られないということです。Ｅさんは食事だけでなく、１日１万歩を歩くなど、運動も頑張っていらっしゃいました。

最初から最後まで薬を使わずに、ご本人の努力でこの結果が出たことを、Ｅさんもとても喜んでいました。まさに「自ら健康を取り戻した」という症例です。

ずっと薬が必要な状況というのは、決して健康的ではありません。もちろん、重症化している場合には薬は必要ですが、「症状や数値が落ち着いた後も、薬が全く減らない」という場合は、一度考え直すときにあるといえます。病気の原因が全く改善していないということに、他ならないからです。落ち着いている慢性期であれば、従来の治療をされている糖尿病に関しては、適切な対処で薬を減らせる可能性があります。

高単位のインスリンを使っていても、高齢者でも、インスリンはやめられる

これらの5例のほかにも、インスリン75単位をやめた高齢女性もいましたし、26単位をやめることができた腎不全の高齢女性もいました。中には、糖尿病性壊疽が改善した方や、眼底出血が消失した患者さんもいます。

眼底出血が消失した方は、症状が出たときは高インスリン状態でしたが、治療後は低インスリン状態を保てるようになり、改善した例です。このときの血糖値は比較的高めでした。つまり、たとえ血糖値は高くても、低インスリン状態であればやはり合併症が進まないことがわかります。

以上のように、高単位のインスリンを使っていても、高齢でも、改善した症例はあります。インスリン・オフ療法なら、間に合うことがあります。

第4章　タンパク脂質食の実践

(1) タンパク脂質食が禁忌のケース

本章では、インスリン・オフ療法の柱の一つである「タンパク脂質食」について解説していきます。インスリンをなるべく低く保ち続けるためには、血糖値を上げない糖質オフの食事が必須です。前章でご紹介した糖尿病を克服した患者さんたちは、初診から全員、この食事法を実践していただきました。

タンパク脂質食は、糖尿病の改善に大きな効果を持つ上、過剰なインスリンが引き金となるその他の慢性疾患の多くでも、進行予防や、改善の可能性があります。

しかしながら、全人類にとっての「万能の食事療法」というものはありません。それはタンパク脂質食も例外ではありません。つまり、タンパク脂質食にも、NGな場合があります。基本的なものとしては、「高タンパクに耐えられない場合」と、「高脂質に耐えられない場合」がタンパク脂質食をしてはいけない状態です。医学の分野では、これを「禁忌《きんき》」といいます。禁忌とは、「ダメ、絶対」という意味です。

タンパク脂質食が禁忌となる主なケースは４つあります。また、その４つとは別に「要注意」の状態も２つあります。順に解説していきましょう。

【禁忌の場合①――肝不全】

肝不全というのは、肝臓の機能が低下し、必要な働きができなくなった状態です。肝不全になっているときには、ほとんどの場合で、肝臓は「肝硬変」という硬くて凸凹の状態になっています。肝臓は栄養を代謝して、血流に乗せて身体の各部に配ったり、解毒したりしています。肝不全では、これらの働きができなくなっています。

肝臓はタンパク質や脂質の代謝の中心地です。その肝臓が働いていない場合に、タンパク質や脂質を多くとっても、使うことができません。タンパク脂質食は、糖質を控え、タンパク質と脂質を多くとるため、肝不全の状態ではかえってエネルギー不足になってしまいます。

【禁忌の場合②――活動性すい炎】

「活動性すい炎」とは、すい臓で炎症が燃え盛っている状態のことです。すい炎が慢性化すると、ほとんど炎症がなくなっている状態になったりします。タンパク脂質食が禁忌となるのは、炎症が強い状態です。すい炎は、高脂質食で悪化したり、再燃することが知られています。すい炎になった場合には、脂質を控える必要があるため、脂質を多くとるタンパク脂質食は、禁忌となります。また、炎症軽快後も、かなりの注意が必要です。

【禁忌の場合③——長鎖脂肪酸代謝異常症】

その名の通り、長鎖脂肪酸を代謝できない状態です。空腹時に、私たちは通常、脂質を主なエネルギーにしています。しかし、長鎖脂肪酸代謝異常症では、この脂質の一部が使えなくなります。脂質をとればとるほど、病状が悪化します。具体的には、身体は酸性になり、アンモニアは増え、肝臓と脳が障害されてしまいます。このため、脂質を多くとる「タンパク脂質食」は禁忌となります。

【禁忌の場合④——尿素サイクル異常症】

長鎖脂肪酸代謝異常症と同じく、この尿素サイクル異常症も先天性疾患です。細かいことを無視して大雑把に一言でいえば、「タンパク質の代謝物を解毒できない病気」です。

タンパク質の分子の中には「窒素（N）」が含まれます。これは代謝されていくと「アンモニア（NH3）」という毒となります。そのため、身体は「尿素サイクル」という代謝経路で解毒を行いますが、この病気になるとその代謝経路が動かなくなってしまうのです。

体内にアンモニアが溜まってしまうと、嘔吐《おうと》や片頭痛《へんずつう》が繰り返し起きたり、気分不安定、慢性的な倦怠感《けんたいかん》や行動異常などといった症状が起きます。尿素サイクル異常症ではタンパク質を控える必要があるため、タンパク質を多くとることになるタンパク脂質食は禁忌です。

【要注意の場合①――糖尿病薬を使っている場合】

糖尿病で薬がいらない程度の状態や、糖尿病の予備軍の場合、タンパク脂質食はおすすめできる選択肢です。しかし、薬をすでに服用している場合、インスリン注射をしている場合は、話が違ってきます。というのも、薬が同じままで糖質を控えると、その分、低血糖となる危険性があるからです。自己判断は大変危険です。

身体の仕組みによる血糖値の降下であれば命を落とすことはありませんが、薬による作用は違います。薬が効いている間は、命を落とすまで、もしくは重い後遺症が残るまで、血糖値を下げ続けます。医師は、救急医療や時間外の当直での診療などでは、低血糖で亡くなったり、重い後遺症が残ってしまった方を診る機会が少なくありません。私も、そういった症例の方を何例も診療したことがあります。その実感を持って、**決して低血糖を甘く見てはいけない、ということをここで強くお伝えします。取り返しがつきません。**

低血糖を引き起こす危険性が高いのは、持続的・強制的に血糖値を下げるタイプの薬です。内服薬では、ＳＵ剤です。具体的な薬剤名は、次の通りです。

・アマリール（グリメピリド）
・ダオニール、オイグルコン（グリベンクラミド）
・グリミクロン（グリクラジド）

糖質をたっぷりとる前提で処方されているこのタイプの薬を服用した上で、糖質を控えると、すぐに低血糖になってしまいます。当然ながら、インスリン注射は内服薬よりもさらに血糖値を強力に下げます。

他院から来院されて、私のもとを受診された患者さんたちの中には、自己判断で主治医に相談なく色々してしまっていた方もいらっしゃいました。賢明な判断をされた方もいましたが、中には非常に危険な状況だった方も多くいます。初診時に「よく命がありましたね」と、面と向かってお伝えしたことも、一度や二度ではありません。

今現在、糖尿病の薬を使っている場合に、糖質オフを始めるときには、必ず事前に主治医に相談しましょう。理解が得られない場合は、主治医を変更しましょう。薬の調整は、決して自己判断で行ってはいけません。

【要注意の場合②――腎機能低下（腎不全を含む）】

腎臓は、老廃物を尿から出す働きを持つ臓器です。腎臓の機能が低下してくると、本来は尿から出ていくはずの老廃物が、体内に溜まりやすくなります。腎機能の低下が進んでいる症例では、タンパク質を多くとると、病状が進行したり、尿毒症の出現が早まるなどの事例が観察されています。

タンパク脂質食では、従来の食事よりも高タンパクになるため、腎機能が低下している場合には注意が必要です。食事を切り替えるときには、採血検査をいつもよりも頻繁に行うなどが必要になるため、食事を変える前に主治医へ相談し、注意深く変化を追っていきましょう。

腎機能については、高タンパクにしても大丈夫、という一つの目安があります。計算して算出する「eGFR」という腎機能を表す目安となる数値が、60㎖／分以上の場合は、高タンパク食にしても、通常は問題ありません。とはいえ、目安というだけですので、「絶対に安全！」というものではありません。いずれにせよ、十分な注意が必要です。

以上が、主なタンパク脂質食が禁忌となるケース、もしくは注意すべきケースです。

次からは、タンパク脂質食の具体的な内容について触れていきましょう。

（2）最優先の栄養は、タンパク質

日本人のほとんどがタンパク質不足

色々ある栄養のうち、最も大切なものは何かというと、タンパク質です。ところが、現代の食生活の中では、タンパク質が非常に軽視されていると医師として感じることが多々あります。なぜなら、糖尿病などの慢性疾患の患者さんを診ると、ほぼ確実にタンパク質が不足しているからです。

「野菜は健康にいいから食べるべき」「ごはんやパンを食べないとエネルギー不足になる」という見当違いの考えが一般的ですが、肉や卵や魚を食べる意識はさほど強く持っていないことが多いようです。

その自覚があまりないことが多く、「タンパク質を十分にとっていますか？」と質問すると、必ず「はい、しっかりとってます！」という答えが返ってきます。顕著なタンパク質不足がある人も、ＢＭＩが18・５を切っている「痩せ」に分類される人も、そう答えます。

これは、患者さんたちだけに問題があるのではなく、一般的な医師も管理栄養士も、そのほとんどが栄養に関して正しい知識がないことも影響しています。専門家たちも、国が定めた食事摂取基準にのっとった「炭水化物６割、タンパク質２割、脂質２割の食事」という低タンパクで高糖質な食事を指導しているからです。

日本人のほとんどが、無自覚なタンパク質不足です。身体を構成している成分は、重さでいえば、７割程度が水で、２割程度がタンパク質です。つまり、水を除くと、最も多いのがタンパク質ですから、最も補給すべき栄養素だと考えてください。

優先順位をイメージづける「栄養ピラミッド」

摂取すべき栄養素には、優先順位があります。それをわかりやすく図にしたのが、左ページの「栄養ピラミッド」です。このピラミッドの考え方は、ブログ「パラダイムシフト好きの外科医のｂｌｏｇ（http://blog.livedoor.jp/skado1981/archives/13766199.html）」にある「治療のピラミッド」から発展させたものです。考え方の優先順位をイメージしやすいので、ヒントにさせてもらいました。

この図でいうと、ピラミッドの土台はタンパク質と脂質です。これらが十分に足りている状態で、はじめて上に位置する鉄、さらに上部のビタミンやミネラルがしっかり吸収できるようになります。

たとえば、タンパク質不足がひどい場合には、ビタミンやミネラルを胃が受けつけることができず、かえって食欲不振になったりします。胃も胃壁も胃の中で働く消化酵素も、すべてタンパク質を材料としているからです。材料が不足していると、胃が十分に機能を果たせなくなってしまうのです。だから、優先順位が大切になってくるのです。

脂質を優先する食事方法もあり、おすすめすることも多くありますが、糖尿病の場合にはタンパク質不足であることがほぼ確定的です。脂質優先の食事は、タンパク質不足が解消し

資料13　栄養ピラミッド

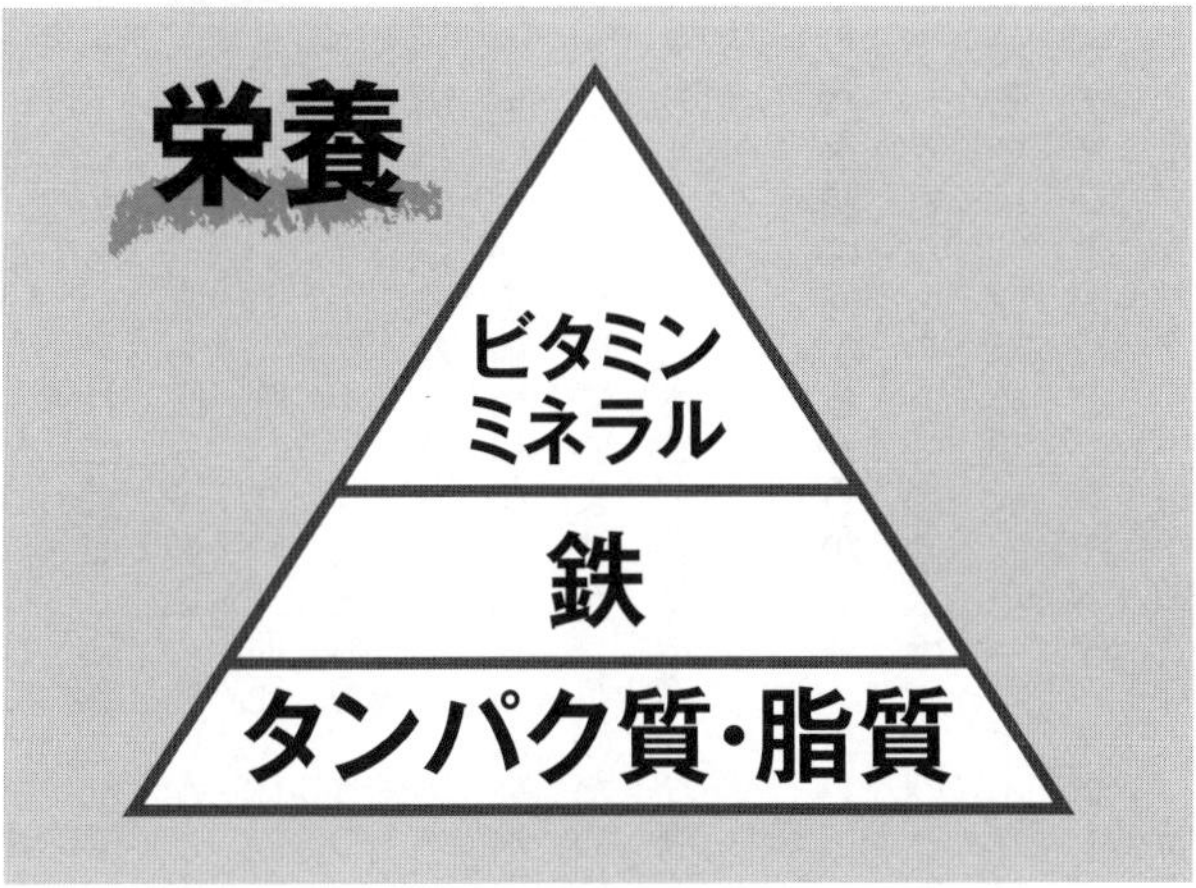

てからの方が健康的です。

国民総鉄不足の日本人

本来は、鉄はミネラルの一種ですから、このピラミッドでいうと一番上に含まれることになります。しかし、わざわざ別にしているのは、他のミネラルよりも優先順位が高いからです。

欧米などの諸外国では、小麦粉などへの鉄の添加が法律で義務づけられています。他にも、ベトナムでは調味料のナンプラーに、モロッコでは塩に、中国では醤油に鉄添加が行われています。各国が、貧血の予防のために国策として鉄添加を行っているのです。

しかし、日本では、こうした国策として鉄

を添加する、ということは行われていません。その結果、多くの国民が鉄不足に悩まされています。しかも、それは貧血と認識されていないことも多々あります。

貧血といえば立ち眩《くら》みや顔色が悪いなどの症状が有名ですが、それだけではありません。いつも疲れている、眠れない、血圧や体温が低い、原因不明の頭痛、甘味依存、糖尿病、肥満、マタニティーブルー、発達障害、うつ・パニック、がんなど、鉄不足がもたらす心身への悪影響は数限りなくあります。

鉄不足は、鉄を補充しない限り、未来永劫《えいごう》に治りません。それと同時に多くの人が、自分の鉄不足に気がついていません。このため鉄の重要度を強調すべく、栄養ピラミッドでは他のミネラルから独立させ、より基礎的な箇所に位置づけしました。

タンパク質は何からとるか?

タンパク質をとるときの基本は、「肉、卵から」が基本です。加えて、タンパク質不足を補う段階では、ほぼ必須なのが「ホエイプロテイン」です。

プロテインと聞くと、ムキムキのスポーツマンが飲んでいるイメージがまだまだ強いのですが、私はタンパク質不足が顕著な人、特に糖尿病の方の食事療法の一環としておすすめしています。

「ホエイ」は日本語では「乳清《にゅうせい》」といいます。ヨーグルトの上によく溜まっている、あの透明な液体が、ホエイです。それを粉末に加工したものが、ホエイプロテインの製品です。なお、英語では「whey」と書き、発音では「H」を発音せずに「ウェイ」または「ウエイ」と呼ばれます。「ホエイ」は、あくまで日本語読み、ということになります。

肉は、牛肉、豚肉、鶏肉、どれでもかまいません。好きなものを選んでください。調理方法も、糖質やトランス脂肪酸を添加しない方法であれば、好みでかまいません。糖質とトランス脂肪酸を添加する調理法とは、たとえば、パン粉をたっぷりつけて、サラダ油で揚げるなどといったものがそうです。トランス脂肪酸は「食べるプラスチック」といわれるほど健康被害リスクが高いので、できる限り避けることをおすすめします。

「肉食は身体に悪い」に対する答え

「肉ばかり食べていては栄養が偏るのでは?」という質問をよく受けます。「肉は太る」「肉は身体に悪い」「肉ばかり食べているとがんになる」というイメージを持つ人は多く、わざわざ肉を控えている方も少なくありません。健康志向の高い人ほど、そうした傾向が強くあります。

逆に、「バランスよく」や「栄養の偏り」という考え方の方が、偏っていると私は考えています。それについては、旧来のカロリー理論がいかに間違った古い考え方か、すでに述べてきた通りです。

「バランスのよい食事」とは、本来であれば、私たちの身体が求める栄養素に対して「バランス」をとるべきです。しかし、一般に広まっている「バランスのよい食事」は、私たちの身体の求める栄養を無視しています。身体を構成する要素の多くをタンパク質が占めているのは、前述した通りです。それに対して「炭水化物を6割とりなさい」というのは、明らかにバランスを欠いています。大切なのは、「私たちの身体の求める栄養をとる」ことです。

卵は完全栄養食

私に言わせれば、卵こそ「バランスのよい」食品です。実際、「完全栄養食」といわれるほど、栄養が充実しています。ところが、この卵も「週に○個までにしないといけない」といった間違ったイメージを今も持ち続けている人が少なくありません。

これは147ページでもお伝えした、コレステロールの冤罪《えんざい》が関係しています。一時期、卵に豊富に含まれるコレステロールが血管に悪いという間違った情報が広まっていたからです。

しかし、2013年に米国心臓病学会が「コレステロールの摂取制限を設けない」としました。その2年後、2015年には、米農務省と保健福祉省も、コレステロールの摂取制限をガイドラインから削除しました。日本でも厚生労働省の「日本人の食事摂取基準（2015年版）」で、コレステロールの摂取基準が撤廃されました。そのいずれの理由も「コレステロール摂取の上限値を算定するのに、十分な科学的根拠が得られなかった」ためです。

毎日、2個でも、3個でも、10個でも食べて大丈夫、ということです。むしろ、卵をたくさん食べると、不健康になるどころかタンパク質不足が解消され、健康になります。

ところが、いまだに「卵は控えてください」と患者さんに指導している、化石のような医師が多くいます。これには理由があり、その医師たちは自分の患者さんたちで、卵を食べた後にLDLコレステロール値が上がったためでしょう。確かに、実際に、卵を食べるとLDLコレステロール値が上がる人がいます。それは、次の2つの条件が当てはまる人です。

・糖質まみれの食事
・今までコレステロールを含む食べ物をとる機会が少なかった

糖質の多い食事をしてきた人の身体は、インスリンの酸化ダメージでボロボロになっています。その状態で卵を食べると、身体は「やっと身体を治す材料が来た！」と、せっせとＬＤＬコレステロールを作ります。そのため、ＬＤＬコレステロール値が上がるのです。つまり、むしろ至極《しごく》、健康的な反応といえます。逆にいえば、卵を控え続けると身体はいつまで経っても修復されません。

確かに、すでに血管が詰まりかけている状態にあると、増えたＬＤＬコレステロールによって血管が詰まるケースはあります。私も、そういった症例を何例も診たことがあります。血管が詰まる根本原因は糖質です。この場合には、その糖質を控えつつ、時に血液をサラサラにする薬も併用した対応が必要です。

あなたの必要なタンパク質の割り出し方法

次に、タンパク質は1日にどれぐらい摂取すればよいのかについて、見ていきましょう。

基本は、体重と同じグラム数になります。たとえば、体重50kgなら、1日に必要になるタンパク質は50gということです。ただし、生理のある女性の場合は、最低でも体重の1・3

倍が必要です。血液には多くのタンパク質が含まれているからです。

ただし、これらの必要量は、現在の身体を維持するだけの量でしかありません。糖尿病などの慢性疾患では、ほぼ確実にタンパク質不足があるとお伝えしました。つまり、今までの不足を解消するには、維持量だけでなく、さらに多くの量をとる必要があります。

具体的には、体重の2～3倍のグラム数をとることで、タンパク質不足が解消されます。体重の3倍以上は、使われなかった分が体脂肪になる可能性があります。このため3倍を摂取上限とするのが現実的な目安です。

このとき、計算に使う体重は、「なりたい体重」です。今、糖尿病と肥満があって体重90kgの方の場合、2～3倍でそのまま計算すると、1日のタンパク質摂取量は180～270gになりますが、これはとり過ぎです。「なりたい体重」が70kgだとしたら、その体重で計算をしてください。つまり、1日のタンパク質摂取量は、140～210gということになります。なお、「除脂肪体重」を使う場合もありますが、本書では省略します。

なりたい体重は、BMI20・0～22・0がおすすめです。筋肉量が通常量やそれ以下なら、この範囲が健康です。BMIの計算方法も次に紹介しておきます。

体重÷【身長（m）×身長（m）】＝BMI

もし、身長170㎝でBMI22の体重を割り出したいときは、1・7（身長）×1・7（身長）×22（BMI）＝63・58㎏、となります。

なりたい体重は、63・58㎏なので、これをもとに1日にとるべきタンパク質量を計算することになります。

必要なタンパク質がとれる食べ物と量

私は、タンパク質の必要量の目安として、「プロテインスコア」を使っています。

現代では、タンパク質の品質を評価する尺度としては、「アミノ酸スコア」が主流となっていますが、その元となったのが、プロテインスコアです。タンパク質を構成するアミノ酸の中でも、重要な9種類の「必須アミノ酸」がバランスよく含まれている食品ほど、高いスコアがついています。

プロテインスコアは1950年代、アミノ酸スコアは1970年代に作られ、アミノ酸スコアはその後に何度も修正され続けています。私がこの主流のはずのアミノ酸スコアを使わない理由は、植物性のタンパク質を含むものについて、高過ぎる評価がついているからです。

たとえば、大豆のアミノ酸スコアは満点の１００とされていますが、プロテインスコアでは、大豆のスコアは56です。私はこちらの方が、より実態を表していると考えています。

というのも、植物性のタンパク質は、吸収率が低く、栄養失調改善を目的とするには頼りになりません。そのため、大豆や精白米（アミノ酸スコア65）に高過ぎる評価をしているアミノ酸スコアは目安にならないと、私は考えています。

タンパク質摂取量の目安は、肉と卵のみで考えると、計算が楽になります。それ以外の食品のタンパク質量は、さほど多くないので、計算外にして問題ありません。

魚はどうなのかというと、哺乳類や鳥類よりもヒトから離れている分、消化吸収効率という点で、哺乳類や鳥類よりやや落ちます。タンパク質としては良質ですが、肉や卵と比べると、やや効率的にとることが難しくなります。

そして、植物のタンパク質は、先に述べた通り、魚よりもはるかに消化吸収率が低いです。そのため、覚えておく必要があるのは、以下の数値（次ページの表参照）だけでいいでしょう。

肉についてはもっともよく食べるものだけを覚えておけばいいでしょう。

資料14　タンパク質10ｇを摂取するために必要な量

タンパク源の食品	必要量
牛肉	65g
豚肉	83g
鶏肉	55g
羊肉	68g
卵	79g（約1.5個分）

（プロテインスコア100換算）

豚肉は脂身《あぶらみ》が多いため、量がやや必要です。鶏肉は脂身が皮の部分くらいなので、必要量はやや少なめです。

たとえば、牛肉200ｇと卵3個を食べた場合にとれるタンパク質量は、牛肉で約30ｇ、卵で20ｇになるため、合計のタンパク質摂取量は約50ｇとなります。

なお、ホエイプロテインは、成分表に書かれているタンパク質のグラム数をそのまま使いましょう。「付属のスプーン1杯でタンパク質20ｇ」と書いてあれば、1杯飲めばタンパク質20ｇをとった、と考えてOKです。

野菜を当てにしない

ピラミッドの上に位置していた、ビタミン

やミネラルをとることを考えたとき、「野菜からとればいいんだよね？」と考える人は多いと思いますが、残念ながら、違います。

健康のために野菜をとっています、という方はとても多いのですが、残念ながら、現代の野菜はビタミンが少なくなりました。とれる栄養は、食物繊維ぐらいです。野菜をせっせととっているのに、ミネラルもビタミンも不足している患者さんを、今までにたくさん診てきました。こうした方は、野菜でお腹をいっぱいにしてしまうので、当然、タンパク質も不足しています。

もちろん、野菜を食べると不健康になる、ということではありません。私も野菜は好きで、よく食べます。とはいえ、それは「嗜好品《しこうひん》」として、です。好きだから食べる。サッパリするから食べる。そういう話です。

野菜の健康面でのメリットは、もちろんゼロではありません。野菜の食物繊維は腸を掃除してくれます。しかし、その食物繊維も腸から体内に吸収されることはなく、そのまま出ていってしまいます。体内に吸収されて、あちこちで使われる栄養素の方が優先順位ははるかに高いのです。やはり、ここでも優先順位が大切です。

つまり、タンパク質、脂質、鉄、ビタミン、ミネラルの方が、はるかに健康にとって重要です。野菜でお腹がいっぱいになって、肉や卵が食べられない、ということがないようにしましょう。

ホエイプロテインのとり方

糖尿病などの慢性疾患の方は、ほぼ確実にタンパク質不足です。今までずっとタンパク質を多くとる習慣がなかった方が、急に肉・卵を十分量食べられるかというと、非常に難しいといえます。胃腸が急には受けつけないことが多いからです。

そうしたとき、ホエイプロテインが強い味方になります。基本的には、1回の分量が製品のパッケージに書いてあります。おおむね、1回分でタンパク質15～20ｇ程度がとれるようになっていますが、手元にある製品の成分表を確認してください。

そして、その1回分の量を、毎日1～2回とりましょう。タンパク質20～40ｇ分を、ホエイプロテインでとることができれば、かなり食事も楽になります。ダイエットを目指す方も、食前に飲むとお腹が膨れるので、無駄食い・大食いを防げるのでおすすめです。

どんな製品を選べばよいのかというと、基本的には、最も一般的なホエイプロテインである「ＷＰＣ」というタイプのものでいいでしょう。

ＷＰＣタイプは、値段が比較的安いのと、乳清（ホエイ）に含まれるビタミンやミネラルが多く残されている分、それらの栄養も摂取できるメリットがあります。タンパク質含有率が約70％までの製品は、ほぼこの製法で作られています。

ホエイのもとになるのは牛乳なので、その牛の育て方が、「グラスフェッド（牧草肥育、牧草飼育）」という方法のものを選びましょう。放牧して草（grass）を食べさせた（fed の受動態 fed）という飼育方法です。グラスフェッドのホエイプロテインは、残念ながら店頭にはほとんど並んでいないため、ネットで購入するのがよいでしょう。

「店頭にお手頃価格でいつも並んでいる」製品というのは、さまざまな工夫がされている……つまり、添加物が多量に使われていたり、牛の飼育方法が望ましくない形だったりします。皆さんは、ぜひネットでグラスフェッドのものを選びましょう。

私が実際に購入したことのあるホエイプロテインを販売しているメーカーもご紹介しておきます。

◇ビーレジェンド　https://belegend.jp

原料は、グラスフェッドで抗生剤やホルモン剤を使わずに飼育された牛の牛乳。値段が比較的手ごろで、タンパク質の含有量もある程度高めのプロテインが揃っています。種類も豊富です。

◇マイプロテイン　https://www.myprotein.jp

イギリスのプロテインを扱っています。質が高く、タンパク質の含有量も高めのプロテインが揃っています。海外からの取り寄せになるので、届くのに1～2週間ほどかかります。

他にも、「WPI」というタイプのホエイプロテインがあり、こちらは多少コストがかかりますが、特に、痩せたい場合や、乳糖でお腹が不調（乳糖不耐症）などの場合に適しています。ひと手間余分にかけて、タンパク質の含有率を高くして、他のものを除去しています。タンパク質の含有率は、基本的には90％ほどです。

ただし、質の低いWPIプロテインもあり、その場合には80％くらいでしかありません。せっかくWPIを選ぶなら、90％以上のタンパク質含有率のものを選びましょう。

WPIは、下痢の原因となる乳糖の含有率が非常に低いため、乳糖不耐症の方にも適しています。こちらも具体的なメーカーを紹介しておきましょう。

◇ＶＡＬＸ　ホエイプロテインＷＰＩパーフェクト　https://valx.jp/item/779/
どの味でもタンパク質の含有量が90％を超える高含有率です。有名なボディービルダーの山本義徳《やまもとよしのり》氏が監修しています。

◇ファインラボ　ホエイプロテイン・ピュアアイソレート
http://www.fine-lab.com/lineup/pureisolate.html
タンパク質の含有量は、83〜95％程度（味によって異なります）と、ややバラつきがあります。

ちなみに、その他のカゼインプロテイン（牛乳由来）、ソイプロテイン（大豆由来）、ピープロテイン（エンドウ豆由来）は、私はおすすめしていません。タンパク源としては当てにならないためです。糖尿病の改善を目指すなら、ホエイプロテインを選びましょう。

プロテインで血糖値が上がるとき

ホエイプロテインはタンパク質が主な成分ですが、糖質も含んでいます。そのため、インスリンの分泌能力が低下していたり、内臓脂肪が多くインスリンの効き目が低下している方では、プロテインの摂取で血糖値が上がることがあります。その場合には、比較的糖質の含有量の少ないWPIタイプのホエイプロテインが選択肢になります。

また、ホエイはインスリンを強く分泌させる傾向もあります。筋肉を増やしたい場合にはメリットですが、痩せたい場合にはデメリットにもなります。このため、痩せたいという希望があって、肉や卵でタンパク質量を十分にとれる場合には、ホエイプロテインはとらないというのも、選択肢になります。プロテインは1回の摂取でおよそ20gのタンパク質が摂取できるので、それを補う卵3個が食べられるとカバーできます。

また、十分な運動の後にプロテインを摂取すれば、血糖値が上がりにくくなります。毎日の運動の後にとることを習慣にしてもよいでしょう。

糖尿病の場合の「脂質」摂取の考え方

「タンパク脂質食」の「脂質」については、さほど摂取を意識しなくても問題ありません。肉や卵でタンパク質をとっていれば、必然的に脂質は摂取できるからです。

最近は「高脂質食」についての情報もたくさん出てきていますが、本格的に取り組もうとすると、摂取するグラム数や、脂質代謝に必要なビタミンやミネラルをサプリメントで補うことも考え合わせる必要が出てきて、非常に複雑になります。

まずは、本書の目的である「糖尿病の予防と改善」のためであれば、それらを考える必要はありません。「お腹が空かない程度の脂質をとる」くらいのイメージで十分です。

また、脂質の摂取をわざわざ避ける必要もありません。カロリー指導を受けた人は「カロリーの高い脂質の摂取は避けるべき」と思い込んでいる方が多いと思いますが、脂質のみの摂取で血糖値は上がりません。すでにお伝えした通り、血糖値を直接的に上げるのは糖質だけです。

しかし、糖質と脂質を合わせてとると、糖質の影響で血糖値が上がり、インスリンが分泌されて、糖質と一緒に脂質も脂肪細胞に取り込まれることになります。つまり、太りやすくなります。

しかし、脂質だけならこのスイッチは入りませんし、タンパク質と合わせて摂取しても、少量のインスリンしか分泌されないため、過剰に肥満になる心配はありません。

逆に、糖質オフをしながら脂質まで制限すると、エネルギー不足に陥るので、注意が必要です。

空腹をやわらげるためには、エネルギーに素早く変わるMCTオイルを摂取することが助けになることもあります。酸化しやすいため、加熱せずにそのまま摂取するのがコツです。朝や食間の紅茶やコーヒーに加えて飲んでいる人も多いようです。

素早くといっても、摂取してからエネルギーに変換されるまで3時間ほどかかるため、そのタイミングを見計らって摂取する必要があります。

糖質依存からの脱出法

3食の主食をたっぷり食べて、おやつもしっかりとっていた……という人の場合、いきなり糖質をゼロにすると、ほぼ失敗してしまいます。「糖質はやめなければいけない」。その「やめなければいけない」という「我慢」と「義務感」は、必ず反動を生んでしまい、続けることが難しくなるからです。

これを避けるためには、まずは「タンパク質をたくさん食べる」意識を先に持ってくることです。

具体的にいうと、肉や卵、魚でお腹をいっぱいにする、ということです。前菜にタンパク質、主食もタンパク質にしましょう。ごはんやパンはデザート感覚で最後に少量とる、というスタイルにすると、自然と糖質をとる量が減っていきます。

同時に、鉄の摂取も進める必要があります。鉄はエネルギー産生をサポートする重要な栄養素です。鉄が不足すると身体がエネルギー不足になるため、手っ取り早くエネルギーになる糖質を強烈に欲するようになります。

特に、月経で鉄を毎月大量に失う女性は、鉄不足による甘み依存に陥りやすいといえます。鉄は必要量を食事で満たすことはほぼ不可能なので、サプリメント（282ページ参照）を使って、速やかに満たしてください。

糖質依存から離脱するためには、まずは、タンパク質と鉄の不足を迅速に改善することが必須となります。

また、今まで実際にタンパク脂質食を開始した全員が、いきなり糖質ゼロにしたわけではありません。たとえば、糖質量を、まず今までの８割、次に６割などと徐々に減らした方もいました。このように、タンパク質と鉄をとりながら、糖質を減らすことが大切です。そうすれば、エネルギー不足になることなく、高タンパク・糖質オフに移行できます。

（3）糖尿病向け高ビタミン・ミネラル療法

日本は検査の基準値すら鉄不足

「タンパク質が最優先」とこれまでに何度もお伝えしてきました。タンパク質の重要性についての理解が深まったところで、次に重要なのは「鉄」、そして「ビタミン・ミネラル」です。これらについても、取り上げていきましょう。

まず、ビタミンや他のミネラルよりも優先順位が高い「鉄」です。日本人は非常に鉄不足であることは、先にお伝えした通りです。「異常事態」ともいえる状況になっています。

なぜ、日本人の鉄不足が進んでいるのかというと、次の3つの理由があります。

①食品などに鉄が添加されていない

②基準値すら鉄欠乏

③含有量が少な過ぎる国内の鉄サプリ

①については、「栄養ピラミッド」でご説明した通りです。世界各国で国策として行われている食品への鉄添加が、日本では行われていません。

②の「基準値すら鉄欠乏」とは、採血検査で見られる鉄の「基準値」に問題があるためです。基準値がどう決められるかというと、健康と思われる人を集めて血液中にどれだけの鉄があるかを調べ、その95％の人が当てはまる数値が設定されます。

しかし、日本人はほとんどが鉄欠乏ですから、集められた人たちも鉄が不足している可能性が非常に高いわけです。そのため、そこから割り出された基準値も「鉄欠乏」の数値になっています。しかも、それを上回ると「鉄過剰症《かじようしよう》」と診断されることになります。

今の日本人女性がまさにこの状態にあり、貯蔵鉄と呼ばれる「フェリチン」という採血検査の項目の基準値が、日本では異常に低いという事実があります。

たとえば、アメリカの名門医療機関「メイヨークリニック」が定める女性のフェリチン基準値は、11～307ng／mLです。一方、日本の大手検査機関でのフェリチンの基準値は、3・6～114ng／mLと、かなり低い値であることがわかります。

ひどいケースでは、基準値だけを見て「鉄を避けなさい！」と見当違いな指導までされることも。つまり日本では、鉄に関しては、医療機関を受診して検査をしてもらってさえも、健康的になる方向の治療や指導がなされない可能性があります。

なお、男性については、米国メイヨークリニックのフェリチン基準値は24～336ng／mLであるのに対して、日本は39・4～340ng／mLと、ほぼ違いがありません。なぜかというと、男性は生理や妊娠・出産での鉄の減少がないためです。

とはいえ、男性でも、メタボ、糖尿病、がんなどがある場合には、鉄欠乏の割合が健康な方よりも多めです。今までに調べたことがないのであれば、ぜひ、自分のフェリチン値を検査してみましょう。自宅で検査できるキットも販売されています（http://anycare.moon.bindcloud.jp）。

鉄の重要性を知っている女性の中には、サプリメントでせっせと鉄を補給している方もよくいます。しかし、採血してみると、フェリチンが非常に低い値だった、ということもよくあります。これはなぜかというと、日本のローカルサプリの鉄の含有量が少な過ぎるからです。しかも、国内のサプリはほぼ吸収率の低い「ヘム鉄」で、さらに1日分の量が、3～10mg程度しかありません。それなのに、価格が非常に高価です。

一方で、国外で販売されている鉄のサプリメントは、吸収しやすく加工された「キレート鉄」が主流です。ヘム鉄のサプリは日本以外では流通すらしていません。キレート鉄は1カプセルで18〜36㎎の鉄が含まれ、胃腸障害も少なく、吸収率も高いのが特徴です。

フェリチンを測定してみて、鉄欠乏があった場合には、この世界標準の「キレート鉄」をネットなどで入手してください。

鉄サプリの摂取量は？

生理のある女性の場合、1日100㎎が目安です。閉経後の女性や男性の場合は、1日36㎎を1年ほど飲めば、通常は十分でしょう。

ただし、上記の量は「あくまで目安」です。たとえば、生理の出血が多い女性の場合には、鉄100㎎を毎日とることで出血量が増え、結果として体内の鉄がむしろ減ってしまうことがあります。実際に、鉄を摂取し始めたら、フェリチン値が下がってしまった女性患者さんの症例を、私は何例も診てきました。

鉄サプリの量の決定や調整には、必ずフェリチン値を測る必要がありますが、フェリチンは肝障害や炎症、がんなどでも上昇します。正確に体内の鉄の量を評価するには、肝臓、炎症、がんなどの各種の変動要因についても、同時に調べておく必要があります。フェリチン値だけ測定して、体内の鉄の量を評価するのは、本来は正しくありません。しかしながら、全く何も検査しないよりは、はるかにマシとはいえます。

先にも述べましたが、現在では、自宅でフェリチンを検査するキットも販売されています。これらを利用するのも一手でしょう。

フェリチン値は最低でも、１００mg／dL以上が必要です。99mg／dL以下は、鉄欠乏と考えてください。できれば、３００mg／dL以上を維持すると健康的です。

もちろん、繰り返しますが、この数値は、肝障害、炎症、がんなどの病的な上昇要因がない場合の数値です。病的な要因でフェリチン値が上昇するのは、当然ながら全く健康的ではありません。

とるべきビタミンについて

ビタミンについては、B群、C、Eの3種類が、最小限とるべきセットになります。最小限なので、「糖尿病が大幅に改善する!」というほどの効果はありませんが、一切とらないよりはずっと健康的です。

糖尿病は血糖値だけでなく、その他の症状や病気などが存在しやすい病気です。一日中疲れている、何となくだるい、メンタル面での調子がいまいち、などといった場合は、最小限のセットでも少し改善が見られることが期待できます。

各ビタミンについても、次から見ていきましょう。

〈ビタミンB群〉

ビタミンB群は、B1、B2、B3（ナイアシン）、B5（パントテン酸）、B6、B12、葉酸、ビオチンの全8種類をまとめていいます。なお、間の数字が抜けているのは、「当初はビタミンBだと思われたが、やっぱり違った」というものの数字です。

ビタミンB群は、すべて水に溶ける水溶性ビタミンです。水溶性ビタミンは体内に蓄えることができないため、毎日コツコツ摂取する必要があります。とり過ぎた分は、尿から出ていきます。ビタミンB群のサプリや栄養ドリンクを飲んだ後に、尿が黄色になるのは、ビタミンB2の色です。

ビタミンB群のサプリは、これら8種類がすべて入っているものを選びましょう。B50、B75、B100といった名前のものは、おおむね全種類が含まれています。

ビタミンBの効果は非常に短時間でなくなるため、「タイムリリース」や「徐放性《じょほうせい》」などと記載してある、長時間持続タイプのものを選択しましょう。ただし、その長時間タイプでも、12時間程度しか効果が持続しないため、より効果的にとるためには、朝と夕に分けて飲むなど、時間をあけるとよいでしょう。

また、一部を除いて、ビタミンB群サプリは、胃への刺激が強烈なものがほとんどです。空腹時やごく少量の食事をとったときに飲むと、強烈な吐き気が起こり、吐くこともあります。実際に、私も色々試したときは、何回かありました。B群サプリは、食事で満腹になった後にのみ、飲むようにしましょう。

ちなみに、「ビタミンをとるために何を食べたらいいですか?」という質問をよく受けますが、先にも述べた通り、食べ物だけで十分量を満たすことは不可能です。たとえば、B50を1日2カプセル飲んだ場合、とれるビタミンB1の量は50mg×2回で、100mgです。食べ物でこれをとろうとすると、ビタミンBが豊富といわれる豚肉でも3kg以上食べる必要があります。同じく、米ぬかは3kg強、大豆は14kg以上です。1日でこれだけの量を食べることは、現実的ではありません。

他のB群すべてにこれはいえます。すべてがそのような「キログラム単位で必要」になります。先の通り、B群は水溶性ビタミンで蓄えがきかないため、毎日、8種類をキログラム単位で食べることは到底、不可能です。サプリメントでとりましょう。

〈ビタミンC〉

ビタミンCも、B群と同じく水溶性のビタミンで、体内に蓄えられず、たくさんとった分は尿から出ていきます。ビタミンCは一度に大量にとればとるほど、吸収率が下がるという特徴があります。吸収できなかった分のビタミンCは腸の中に水分を引き込み、下痢をします。このため、ビタミンCのサプリを選ぶ場合には、下記の2つが大切です。

・吸収率が高いものを選ぶ（下痢が起きにくい）
・長時間化してあるタイプを選ぶ

とるべき量は、1日に3000㎎、尿酸値が高い場合には、4000㎎が最低量になります。4000㎎以上のビタミンCをとると、身体の酸化を防ぎ、尿酸値が下がります。

なお、ビタミンCを大量にとっても下痢をしない人がいます。その場合は、むしろ不健康な状態です。今まで相当に糖質まみれで、身体がサビだらけの状態だと、ビタミンCは健康な人よりも吸収され、下痢をしません。

そのような場合には、糖質を控え、高タンパク食をとり、ビタミンCを大量にとり続けることで、通常量で下痢をするような健康体に戻れます。ビタミンCを大量にとっても下痢をしない人は、要注意です。

ビタミンCも、食べ物からとろうとすると、キロ単位になります。よくたとえられるレモンでいうと、最低量のビタミンC3000㎎をとるためには、150個を食べる必要があります。やはり、サプリメントでとるのが現実的です。

〈ビタミンE〉

ビタミンEには、8種類がありますが、なかでも最も効果が高くて私がおすすめしているのが、「D-α-トコフェロール」です。工場などで合成していない天然型のビタミンEで、値段が若干高めなのがデメリットではありります。

一方、医療機関で処方されるビタミンEの処方薬がありますが、こちらは「DL-α-トコフェロール」という合成型です。D-α-トコフェロールと比べると、効果が低いことが知られています。つまり、処方のビタミンEは、効果が当てになりません。自分で天然型のビタミンEを取り寄せることをおすすめします。

他の数種類のビタミンEが混合されているタイプもありますが、そちらでも量をしっかりとれば効果があります。

摂取量の目安は、１日４００〜８００IUです。IUは「国際単位」です。１カプセル４００IUのタイプがほとんどなので、１日に１〜２カプセルが推奨です。

Eは脂溶性ビタミンなので、水溶性ビタミン（B群とC）と違って、１日のうちに１回にまとめて飲んでも、２回に分けて飲んでも効果は変わりません。

〈ナイアシン（B3）〉

症例のところでも触れましたが、糖尿病治療においても非常に有益なビタミンです。私はよく「最強のビタミン」と表現しています。ナイアシンは、ビタミンB3のことです。

ナイアシンはビタミンB群のサプリにも含まれていますが、治療目的の場合はそれだけでは量が不足するため、単独でもとることを私はすすめています。

ナイアシンの効果は、有名なエイブラハム・ホッファーというカナダの精神科医が書いたものに詳しく書かれています。

それは『Orthomolecular Medicine for Everyone』という本です。その本の中で、ナイアシンは体内の500以上の代謝酵素の補酵素をしており、関節炎、脂質異常症、血管障害、糖尿病、腎不全、アレルギー、アルコール依存症、うつ病、統合失調症、SLE（全身性エリテマトーデス）、アンチエイジングなどに効果があるとしています。これほど幅広く、かつ強力な効果を持つのは、ナイアシンのみです。

ナイアシンフラッシュとその対策

さまざまな効用を持つナイアシンですが、注意が最も必要なビタミンでもあります。というのも、「ナイアシンフラッシュ」と呼ばれる反応が起こるからです。

ナイアシンフラッシュは、ナイアシンの作用で肥満細胞からヒスタミンが分泌されることで起こります。ヒスタミンの作用で末梢《まつしょう》血管が拡張し、身体が真っ赤になってかゆくなるのが、「ナイアシンフラッシュ」です。ひどい場合には、1週間程度、かゆみやじんましんがおさまらない場合もあります。その対策としては、必要量まで増やしていくまでに、次のような段階を持って、慎重に身体を慣らしていく必要があります。

1　タンパク質を必要量とれるようになる
←
2　鉄をとる（特に女性）
←
3　最小限セット（B群、C、E）をとる
←
4　ナイアシンアミド（フラッシュが起きにくいタイプ）を開始
←
5　ナイアシンアミドを増量
←
6　ナイアシンアミドを「素のナイアシン」に変える

タンパク質不足の場合には、鉄や最小限セットすらも胃腸が受けつけなかったり、体調を崩したりするため、最初は身体のタンパク質をしっかり満たす必要があります。鉄と最小限セット（B群、C、E）に関しては、同時に開始してもかまいません。
実際にナイアシンを飲むときには、次の3つの対策も行ってください。

・食後に飲む（空腹時に飲まない）
・冷たい水で飲む
・ビタミンCを飲んでおく

4種類のナイアシン（ビタミンB3）の使い分け

ビタミンB3とは、ナイアシンとナイアシンアミドのことで、そのサプリには次の4種があります。

①「素のナイアシン」
これはナイアシンそのものです。
②「コーティング・ナイアシン」
こちらはゆっくり効くようにコーティングされているタイプ。コーティングの中身は「素のナイアシン」なので、2番目に効力が強いタイプです。素のナイアシンに匹敵する強さで

すが、コーティングされている分だけやや弱い効果です。サプリには「Sustained Release（持続性・徐放性）」などと書かれています。

③「ナイアシン・エステル」

ナイアシンのサプリによく「Flash Free」という記載があります。そのタイプのナイアシンです。こちらは、「エステル化」という加工がされており、フラッシュが出にくいタイプです。４種類の中で３番目の強さです。

④「ナイアシンアミド」

ビタミンＢ３の片割れです。作用は、素のナイアシンよりも弱く、ＬＤＬコレステロール値も下がりません。フラッシュは４種類の中では最も起きにくいタイプですが、その分、効果も４種類の中では最も低いです。いわゆる「導入用」「慣らし用」のナイアシンです。

本書で説明するナイアシン・サプリのとり方では、最も強い「素のナイアシン」と、最も弱い「ナイアシンアミド」を使う方法を、ご紹介します。

◎ナイアシンの増やし方

ステップ１：前もって高タンパク・鉄・ビタミンＣ（３０００㎎／日）をとっておきます。

ステップ2：ナイアシンアミドを開始します。この時点で左記のような飲み方になります。
・ナイアシンアミド（500mg／1カプセル）を朝1・昼1・夕1（1日3カプセル）
・ビタミンC（1000mg／1カプセル）を朝1・昼1・夕1（1日3カプセル）

ステップ3：開始8日目（1週間後）以降で、ナイアシンフラッシュなどがない、落ち着いた状態になったら、ナイアシンアミドを増量します。この時点で、左記のような飲み方になります。
・ナイアシンアミド（500mg／1カプセル）を朝2・昼2・夕2（1日6カプセル）
・ビタミンC（1000mg／1カプセル）を朝1・昼1・夕1（1日3カプセル）

吐き気が出たら、吐き気が出ない量まで減量してください。また、ナイアシンアミドはフラッシュが出づらいですが、それでも約1%の人でフラッシュが出ます。

ステップ4：開始1カ月後以降で、ナイアシンフラッシュなどがない、落ち着いた状態になったら、ナイアシンアミドを500㎎ずつ「素のナイアシン」に変えます。この時点で、左記のような飲み方になります。

・ナイアシンアミド（500㎎／1カプセル）を朝2・昼2・夕1（1日5カプセル）
・素のナイアシン（500㎎／1カプセル）を夕1（1日1カプセル）
・ビタミンC（1000㎎／1カプセル）を朝1・昼1・夕1（1日3カプセル）

激しいフラッシュが出たら、もとのナイアシンアミドのみとビタミンCに戻します。

ステップ5：「ステップ4より1週間以降」かつ「ナイアシンフラッシュがごく軽度か、ない状態で、その他に関しても慣れて落ち着いた状態」になったら、そのときにさらにナイアシンアミドを素のナイアシンに変えます。この2回目に素のナイアシンを増やすときが、最もナイアシンフラッシュなどが出やすいので、最も注意が必要です。

・ナイアシンアミド（500㎎／1カプセル）を朝1・昼2・夕1（1日4カプセル）
・素のナイアシン（500㎎／1カプセル）を朝1・夕1（1日2カプセル）
・ビタミンC（1000㎎／1カプセル）を朝1・昼1・夕1（1日3カプセル）

ステップ6：ステップ5で増やすのと同じように、ナイアシンフラッシュがない状態、その他に関しても慣れて落ち着いた状態になったら、さらにナイアシンアミドを500㎎ずつ、素のナイアシンに変えます。

・ナイアシンアミド（500㎎／1カプセル）を朝1・昼1・夕1（1日3カプセル）
・素のナイアシン（500㎎／1カプセル）を朝1・昼1・夕1（1日3カプセル）
・ビタミンC（1000㎎／1カプセル）を朝1・昼1・夕1（1日3カプセル）

ステップ7：最終的にナイアシンアミドをすべて素のナイアシンに変えます。

・素のナイアシン（500㎎／1カプセル）を朝2・昼2・夕2（1日6カプセル）
・ビタミンC（1000㎎／1カプセル）を朝1・昼1・夕1（1日3カプセル）

糖尿病が重い場合には、1日に素のナイアシン4000〜6000㎎をとる必要がある場合もあります。素のナイアシン1500㎎くらいから、LDLコレステロール値が下がり始めます。

ナイアシンは「最強」の効果があると同時に「最大」の注意が必須

繰り返しになりますが、非常に重要なことなのでお伝えしますと、ナイアシンをとることを始める前に、タンパク質不足をある程度解消しておくことは必須です。また、最低でもビタミンCも1日に3000mg以上、飲んでおく必要もあります。

ナイアシンは非常に身体のトラブルを起こしやすいビタミンですが、その場合、ほとんどの方は「間違った飲み方」をしています。先にご紹介したような段階的な摂取をせずに、いきなり素のナイアシンを飲んだり、増量することで、じんましんなどの激しいナイアシンフラッシュを起こします。

ホエイプロテインを1日2回、ビタミンCを1日3000mg以上とることは、ナイアシン開始前に必要最低限も最低限です。それでも、タンパク質不足過ぎる人もいますし、ビタミンCが不足し過ぎている人もいます。そういった方は、タンパク質をさらにしっかり長期間とったり、ビタミンCを多めに摂取したりするなどの「下準備」が必要になります。

ナイアシンは効果が高い分、要求される「前提条件」が多いビタミンです。くれぐれも、間違った飲み方をしないよう、ご注意ください。

〈マグネシウム〉

他にもミネラルは色々ありますが、本書では特に、糖尿病で不足しがちで、重要度の高いマグネシウムを取り上げます。

糖尿病はエネルギー代謝に関わる病気です。そしてマグネシウムはエネルギー代謝に深く関わるミネラルです。ただし、鉄以外のミネラルは、過剰な経口摂取で「中毒」になります。マグネシウムも同じように、とり過ぎはNGです。1日200～600mg程度に留めてください。

便秘の改善効果が高いので、若くて健康な方で便秘がちな場合には、1日1000mgまではとれます。しかしながら、あくまで若くて健康な人に限ります。通常は、最大でも600mg程度にしておいた方が安全です。

また、腎機能が低下していたり、65歳以上の高齢者の場合には、マグネシウムが体内に溜まりやすく、少量でもあっさりと血液中の濃度が中毒域になることがあります。マグネシウム中毒は、重い場合には、死亡例も実際に報告があります。腎機能が低下している方や、65歳以上の高齢者の方は、マグネシウムのサプリを自分でとるのはやめておきましょう。

腎機能が低下している方や、65歳以上の方で、マグネシウムのサプリをとりたい場合には、採血検査などをして、主治医とよく相談してからにしてください。
また、飲み始めた後も、採血検査でマグネシウムの血中濃度や、腎機能の数値の検査をしてもらいましょう。

〈ビタミンD&K〉

花粉症などのアレルギー、免疫異常、更年期障害、うつ病、パニック障害などがある場合には、ビタミンDとKも追加すると、改善する効果が期待できます。ビタミンDは、免疫を正常化したり、性ホルモンの材料になったり、気分の落ち込みを防いだりする働きがあります。

ビタミンDをサプリでとる場合には、その代謝のためにビタミンKの消費量が増えるため、ビタミンK不足になることがあります。ビタミンKが不足すると、骨からカルシウムが溶け出し、骨がスカスカになったり、溶けたカルシウムが腎臓で結石になるリスクがあります。
また、出血が起きたときにそれが止まらなくなる可能性も出てきます。
このため、ビタミンDのサプリをとる場合には、ビタミンKもセットでとる必要があります。こうした配慮から、DとKがセットになっている製品もあります。
必要量は、ビタミンD3を1日1万〜3万IUです。

〈EPA〉

動脈硬化を合併している場合におすすめの、魚油に豊富に含まれるオメガ3系脂肪酸です。よくDHAとセットで触れられますが、これは、通常は「混ざって」存在しているためです。また、体内でもDHAはEPAに変換されます。

ただし、動脈硬化対策としては、DHAは意味がありません。DHAが動脈硬化に効果がある、というデータも、すべてEPAが入っているデータです。動脈硬化対策では、むしろDHAが邪魔になることすらあります。

というのも、EPAが吸収される体内の吸収経路がDHAと同じだからです。DHAが混ざっていると、DHAがEPAを吸収する邪魔をしてしまい、EPAの血液中の濃度が上がりません。動脈硬化対策としては、EPAの純度の高いもの、ほぼEPAのみのものを、最低でも1日1000mg以上とる必要があります。

単に健康維持が目的なら、DHAが混ざっているものでも十分に目的にかないます。しかし、動脈硬化対策の場合には、ＥＰＡのみのものを選んでください。

サプリメント製品について

次に、私が実際に飲んだことのあるサプリメントを紹介します。すべてアメリカのサプリメント販売サイト「ｉＨｅｒｂ」の日本公式サイトで購入できます。どれも１０００円前後で購入できる安価なものです。

もちろん、ここにあげたものでないといけないということは全くありません。むしろ、ここにあげたものより、カプセルが小さい、胃にやさしい、匂いが少ないものも多くあります。慣れてきたら、自分に合ったものを探すのもいいでしょう。

また、摂取量を記載していますが、あくまで目安です。実際に個人に適切な摂取量を決めるには、血液を測定する必要があります。こちらも参考程度にしてください。

《その他のおすすめ栄養素&参考サプリ》

栄養素名	主な働きと注意	必要量	参考サプリ
ナイアシン（ビタミンB3）	エネルギー代謝に関与。血管、神経の修復。免疫強化。作用が強いためいきなり飲むのは禁忌。270ページを参考に必ず段階を踏むこと。	ナイアシンアミドから始めて、最終的には素のナイアシンを1日3000㎎。重症の場合は4000〜6000㎎	Now Foods、ナイアシンアミド、500㎎ Now Foods、ナイアシン、500㎎
ビタミンD&K	免疫機能の正常化。Dの過剰症を予防するKも合わせて摂取。	Dは1日1万〜3万IU、K2はMk-7で1日180㎎	Now Foods、メガD-3&MK-7
鉄	エネルギー産生に関与。女性の場合は過多月経に注意。キレート鉄タイプを選択。	男性と閉経後の女性：1日36㎎ 月経がある女性の場合：1日100㎎	Now Foods、鉄、ダブルストレングス、36㎎
マグネシウム	エネルギー代謝を正常化。過剰症に注意。腎機能が低下している場合は禁忌。	1日200〜600㎎	Now Foods、マグネシウムクエン酸塩、200㎎
EPA	動脈硬化の予防・改善。DHAなしの純粋なEPAを選択。	1日1000㎎	Carlson Labs、エリートEPAジェム、1000㎎

糖尿病の予防と改善におすすめの栄養素と参考サプ

《最低とるべき3点セット》

栄養素名	主な働きと注意	必要量	参考サプリ
ビタミンB群	エネルギー代謝に関与。免疫力の維持。長時間持続タイプを毎日「朝・夕」に分けて摂取。	B群各種をそれぞれ1日100～200㎎（葉酸は600～2400㎎）	Now Foods、B-50
ビタミンC	抗酸化作用で体内のダメージを修復。抗ウイルス作用。下痢が起きにくい長時間持続タイプを選ぶ。	1日3000㎎ 尿酸値が高い場合、風邪っぽい場合、糖質を多量摂取してきた場合は1日4000㎎	Now Foods、C-1000
ビタミンE	他の栄養を細胞内へ誘導。抗酸化作用で血管を修復。天然型の「D-α-トコフェロール」を選ぶ。	1日400～800IU	Now Foods、ナチュラルE-400、268㎎

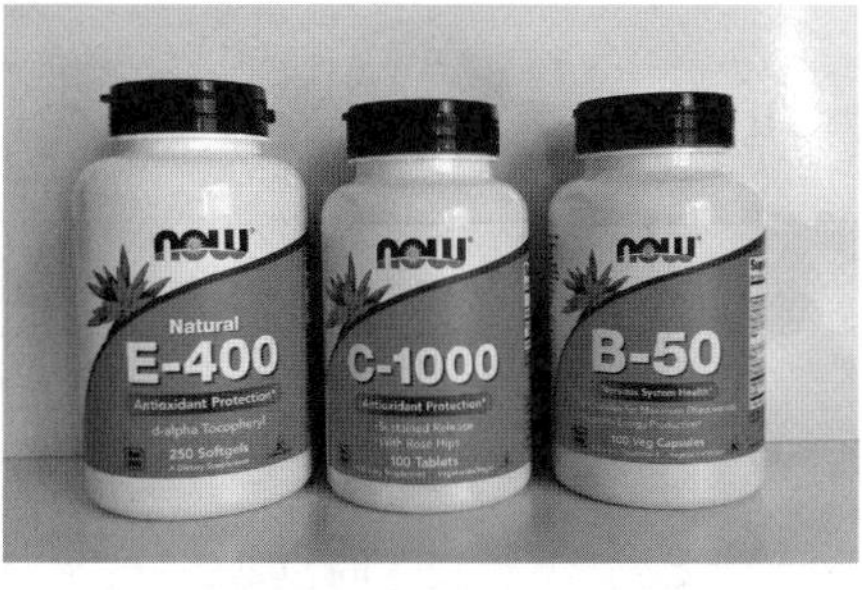

（4）糖質オフにまつわるよくある質問

タンパク脂質食を指導していると、たくさんの患者さんから質問を受けます。今までの食事の常識を変えていくので、とまどう方が少なくありません。なかでもよく出てきた質問や、勘違いについて、ここでとり上げておきます。

「玄米ならいいですか？」

食事療法で、糖尿病治療の効果を期待するならば、糖質は限りなくゼロに近づけることが理想です。タンパク脂質食も当然、糖質、特に主食は控えることが基本です。そのため「ごはんやパンは控えてくださいね」と患者さんに伝えるのですが、そのときによく聞かれる質問に「玄米なら大丈夫ですよね？」というものがあります。

残念ながら、答えは「ＮＯ」です。糖尿病では、玄米でもしっかりと血糖値が上がります。

玄米にも、糖質はしっかり含まれているからです。

糖尿病ではない健康体の方の場合は、確かに玄米や雑穀米を食べると、血糖値の上昇が「少しだけゆっくり」になります。健康体の人でも、「少しだけ」です。すでに糖尿病になっている状態の場合は、白米と同じように、血糖値が容赦《ようしゃ》なく上がります。

よく、「未精製の食品はヘルシーだし、血糖値も上げない」と言われて安心して食べてしまいがちなのですが、糖尿病になると「精製されているかどうか?」「食物繊維が多いかどうか?」などは関係なくなってしまうのです。

「含まれている糖質の量だけ、血糖値も普通に上がる」。これが糖尿病の方の、血糖値の上がり方です。

糖尿病にすでになっている場合は、食べ物の中の「糖質量」自体を減らさない限りは、血糖値が上がります。

「主食はどうしてもやめなければダメですか?」

主食をやめる必要があるかは、病状や目的によります。薬を減らしたい、なくしたい、糖尿病を絶対に予防したい、という場合には、いずれは主食を抜く必要があります。というのも、主食という名前の通り、主食が糖質量の面でも最大級のものだからです。

炊飯後のそれぞれのお米の、100g中の糖質量は以下の通りです。

精製白米　35・6g
玄米　34・2g
発芽玄米　33・2g
雑穀米　30・0g

玄米と白米との糖質量の差は、わずか1・4gのみで、雑穀米でも5・6gしか差はありません。

そして、茶碗1杯分のごはんの重量はおよそ160g程度ですが、その糖質量は、玄米なら54・7g、白米なら56・9gです。どちらも糖質量は50gを超えています。

逆に、一度に多量の糖質を摂取することになるこれらの主食を抜くと、一気に糖質オフが進みます。

「糖質オフしても痩せません……」

糖質オフが広まってきた最近、「糖質オフしても痩せない！」というケースをよく見聞きするようになりました。しかし、その多くは「糖質オフ」などと言いつつも、知らず知らずのうちに糖質をとっている、というパターンがほとんどです。先のように玄米なら大丈夫だと思っていたり、根菜や果物が糖質を多量に含むことを知らずに食べていたりするケースです。

次に多いのは、鉄、ビタミンC、カルニチンなどの栄養不足で、身体の代謝が働かずに脂肪が燃やせなくなっているパターンです。栄養失調のため痩せられない人は少なくありません。そして、同じくらい多いのが、「乳製品の食べ過ぎ」です。チーズ、生クリーム、バター、ホエイプロテインなどをとると、ピタッと痩せなくなる人は、じつはかなりいます。タンパク質の摂取に優れたホエイプロテインですが、身体の状態によっては血糖値が上がることがあります。内臓脂肪が多く、タンパク質をとるだけでもインスリンがドバドバ出るため、結果として痩せない、というケースもありました。

肥満がある糖尿病の人は、内臓脂肪がたくさんあるケースが少なくないので、注意が必要です。

「糖質オフで便秘になりました……」

糖質オフをすると、便秘になる方が一定数います。その原因は、単純に、食べるものが大きく変わったため、腸にいる腸内細菌がとまどっているからです。

私たちの腸の中には、約3万種類もの腸内細菌がいるといわれています。細菌の数でいえば、100兆～1000兆個といわれています。これらは、私たちが口から食べたものを栄養にして生きています。

このため、糖質をオフした直後は、これらの細菌が変化をし始め、新しく食べ始めたものに対応した細菌が増えます。その「急な変化」が、便秘の原因です。細菌の変化が落ち着くまで、便秘は続くことになります。

また、それまでにタンパク質不足があった場合には、胃腸の動きが低下していたり、消化酵素が減っていたりします。この状況で、たくさんのタンパク質をとると、タンパク質が消化吸収しづらくなることがよくあります。この場合も、タンパク質不足が解消することで、便秘が改善していきます。

また、便秘の原因の一つで、意外に思われる方が多いのが、野菜の食べ過ぎです。野菜には食物繊維が多く含まれ、水溶性食物繊維も不溶性食物繊維も両方とも含まれています。この不溶性食物繊維は水に溶けないため、便のかさが増します。それが刺激となり便通が改善することもある一方で、腸が詰まり気味となり、便秘になる場合もあります。

水分不足も便秘の原因になります。多くの場合は、水分を多くとることで便秘が改善します。ただし、食べ物や腸の状態、腸内細菌の状態などによっては、飲む水分量を多くしても便秘が改善しない場合もあります。

病気が原因の便秘もあります。若い方で多いのが「便秘型の過敏性腸症候群」、中高年では、大腸ポリープや大腸がんなどで便秘になります。その他、クローン病、直腸脱《ちょくちょうだつ》、直腸重積《じゅうせき》、薬剤性の便秘、内分泌疾患、膠原病、精神疾患など、腸が関わる病気全般で便秘になる可能性があります。重い便秘や、長く続く便秘の場合には、大腸内視鏡検査がおすすめです。

バターやラードなどの動物性脂肪をとることで、便秘が解消されることも多くあります。脂質が下剤になる、というのは昔からよく知られている話です。料理に多めに使ったり、バターコーヒーを飲んだりして、多めに摂取するといいでしょう。

また、先の通り、ビタミンCを一定量とると、下剤の効果が得られます。２時間に１回、１～２ｇ程度のビタミンCを摂取していくと、比較的安全に量がとれます。

補論　糖尿病患者がすべき感染症対策

糖尿病とコロナウイルスの中で生き抜くために

２０２０年に発生したＣＯＶＩＤ‐19、いわゆる新型コロナウイルス感染症の「パンデミック（世界的大流行）」は、世界を大きく変える大事件でした。

そして、本書をお読みの糖尿病患者、もしくは糖尿病予備軍の皆さん、そしてそのご家族の方にとっては、さらに深刻かつショックな情報も飛び込んできました。

２０２０年４月、アメリカ疾病管理予防センターは、「糖尿病は新型コロナウイルスに感染した際に重症化するリスクの一つ」と発表しました。

糖尿病患者さんのリスクは、重症化だけではありません。病院を定期的に受診したり、糖尿病性腎症を起こしている場合には透析を受ける必要もあります。新型コロナウイルスで医療崩壊が起こった場合、そうした治療を受けられなくなるリスクも高まります。

そこで、本書の最後には、糖尿病がある状態でパンデミックを生き抜くために必要なことについて、お伝えしていきます。

今回の新型コロナウイルス感染症のパンデミックは、今現在（２０２１年5月）も、収束する気配はありません。実際に、人類が完全に抑え込めたことがあるウイルスは、ほぼありません。ワクチンが開発されてからすでに数十年が経つインフルエンザも、いまだに毎年流行しています。

これからも、コロナウイルスは私たちの身近に存在し続ける可能性が高いといえます。その中で「生き残れるかどうか」は、私たち自身にかかっています。糖質過多な食事を続け、高インスリン状態が続いていたら、パンデミックに耐えられないかもしれません。

今からの皆さんの行動が、「試練のときを乗り越えられるかどうか？」を決定づけます。これからお伝えすることは、きっと皆さんのお役に立てるでしょう。

マスクは「高機能タイプを適切に装着」でないと意味なし

まず、できる対策として思い浮かぶのは「手洗い・マスク・うがい」という、いわゆる「基本3対策」です。これは、皆さんすでに実践中かと思います。

ところが、新型コロナウイルスはどんどん感染拡大しました。つまり、基本3対策だけでは防げないほどの感染力だったのです。

人と人との間を2m保つ「ソーシャル・ディスタンス」も対策として取り上げられましたが、同じことでした。実際には、メディアや自治体が「3密を避けて！」と連呼している中でも、都心の公共交通機関の内部は非常に混み合っている、という状況だったこともあるでしょう。

マスクについては、「ウイルスはマスクの網目よりもずっと小さいのだから簡単にすり抜ける。つけている意味はないんだ」という意見もよく見聞きしました。確かに、細かい粒子となって空気中に漂っている場合には、マスクやソーシャル・ディスタンスでも、100％感染を防げるとはいえません。ただし、サージカルマスクの基準を満たすようなものなら、静電気によってウイルスの粒子をかなり遮断することは可能です。マスクの網目や穴はウイルス粒子よりもかなり大きいですが、それでも静電気によって通過を防げます。

N95マスクも同じく、ウイルス粒子を通さない効果はかなりあります。実験によってその数値に違いはありますが、「サージカルマスクとN95マスクは95％以上のウイルスの通過を防いだ」というものもあります。

ただし、このような「報告」は、あくまで実験室などでの話で、しかもマスクを隙間《すきま》なく、適切につけている状態での結果です。道行く人を見ていると、鼻を出していたり、鼻周りに隙間があいていたり、口の両側に隙間ができたりしています。これでは、たとえマスクのフィルターがウイルスの侵入を防いでいたとしても、隙間から入ってきてしまいます。

感染を防ぐ能力があるマスクをつけるなら、鼻や口の隙間をつくらず、しっかりと装着することをおすすめします。

ちなみに、布マスクは「何もしないよりはまし」というくらいで、ウイルスを半分防げれば御《おん》の字、といったところです。布マスクではウイルスの侵入を十分に防げないことが、さまざまな実験から明らかになっています。抵抗力が落ちている糖尿病患者さんには、おすすめできません。

新型コロナウイルスは、咳やくしゃみでばらまかれた後、非常に細かい飛沫《ひまつ》が20分以上も空気中に漂っている可能性があるといわれています。何分も前にいた人が咳やくしゃみをして、それが漂っているとすれば、後で来た人が吸い込む可能性は十分にあります。マスクについては、サージカルマスクかN95マスクを適切に装着することが必要であるということと、それでも100%防ぐことができるわけではない、という2点がポイントになります。

接触感染は？

マスクとソーシャル・ディスタンスは、基本的には「飛沫感染」対策です。コロナウイルスを含めて多くの病原体は、「飛沫感染だけでなく、「接触感染」という感染経路もあります。ウイルスがついている手や指などで触ったところには、当然ながらウイルスがつきます。そして、そのウイルスはすぐに死滅することはありません。コロナウイルスを含めて多くの病原体が、乾燥している自然状況下でも長期間死滅しません。そのウイルスがついているところを触った場合には、手指などにつき、口などからウイルスが入ることになります。

この接触感染を防ぐには、通常は「防護」「環境の消毒」「手洗い」の3つが対策となります。「防護」は、手袋、ガウン、ゴーグル（目の防御）など、主に医療関係者がとる対策です。ウイルスが素手や肌に直接触れると感染経路となるので「常に何かをつけておく」という対策です。これは適切に行えば、理論的・理想的には、ウイルスなどとの接触はゼロにできます。「環境の消毒」も、理論的・理想的にすれば、ウイルスを完全にゼロにできる対策です。しかし、これは現実的にはなかなか難しいでしょう。たとえば、頻繁に手を触れるすべてのドアやエレベーターのスイッチなどを、人が触れるたびに消毒するということはなかなか実践できません。店舗や会社などでは、一定時間に1回、消毒するくらいが限界でしょう。

しかし、その「現実的な対策」では、消毒と次の消毒の間に触れた人たちの間で感染する可能性は残ります。大勢の不特定多数の人が乗り降りする公共交通機関の場合は、さらに困難になります。つり革や手すりや座席、改札の切符出入口やタッチ部などを、人が使うたびに消毒することは、不可能です。

海外では、こうしたことから、外出を厳しく規制するロックダウンも行われましたが、皮肉にも、感染が家庭内で広まるというケースが少なくないという報告が相次ぎました。ステイホームを守るほど、自宅内に持ち込まれた病原体に接することになったわけです。

社会的な対策としてのステイホームが必ずしも危険、ということではありません。感染者がどんどん外出すれば、感染が拡大するのは目に見えています。

私がお伝えしたいのは、「私たちはどんな対策をしても感染することがある」ということです。社会的な対策も、個人としての対策も、新型コロナウイルスを完全にシャットアウトすることはできないのです。

また、パンデミックが収束したとしても、それは多くの人が免疫を獲得したからであって、病原体がきれいサッパリいなくなっているわけではありません。病原体は依然としてあちこちに存在し続けます。ずっと家にこもっていても、パンデミックが終わって外出したとたんに感染することはありうるのです。

事実、歴史上パンデミックを何度も起こしたインフルエンザウイルスは、今も世界中に存在します。「いずれにせよどこかで感染する」可能性が高いのです。

ワクチンは?

それではワクチンを接種すれば100%、絶対に大丈夫かというと、そうとも言い切れません。どんなワクチンでも「100%・絶対」ではないことは、よく知られています。

インフルエンザワクチンで皆さんもすでによくご存じのように、「変異が激しい病原体に対するワクチン」は、効果が長続きしないからです。ワクチンはある程度変異した病原体に対する効果をなくしてしまいます。

また、ワクチンを含めて新しく開発された薬については、「本当に効果があるのか」「長期的な安全性はどうか」なども常に考え合わせる必要もあります。

糖尿病の状態で生き残るための対策は？

私は、今の一般的にいわれている対策は、効果がゼロだと言いたいわけではありません。ただし、それらの対策をしていても、パンデミックの状況下では、病原体が侵入してくることを覚悟する必要はあります。その上で、そのときにウイルスに感染しても耐え抜ける方策を本書でお伝えします。パンデミックになった病原体には、いずれ感染するのです。肝心なのはそのときの対策です。

その対策とは、「身体の抵抗力を上げる」ことです。これがパンデミック時代の最重要の個人レベルの対策です。重要なので繰り返しますが、パンデミック時には、いずれ必ず感染します。そのときのため、私たちの身体に備わっている抵抗力を活用しましょう。糖尿病、もしくは糖尿病予備軍の方は、健康な人よりも身体の抵抗力が落ちています。そこを底上げしていきましょう。それが、生死を分けることになる可能性があります。

身体の抵抗力を上げる方法

糖尿病の方ができる感染症への対策は次の通りです。

①タンパク脂質食の実践

第4章でお伝えしたタンパク脂質食は、糖尿病改善と同時に感染症対策としても有効です。タンパク質不足がある場合には、他のどの対策をしても、全くの無駄になります。糖尿病の状態であれば、毎日の摂取タンパク質の量は、体重（kg）の数字の2倍のグラム数でした。これを最低ラインと考えてください。糖質はできる限りゼロが理想です。

②ビタミンA、B、C、D&K、Eの摂取

感染症対策で、タンパク質の次に重要度が高いのは、ビタミンCです。最低でも1日に3000㎎、今までサプリメントなどでとったことがない方、糖質をたくさんとってきた方はそれ以上の量（4000㎎目安）が必要です。風邪っぽいなど、感染兆候がある場合にはいつもより多めにとると効果的です。このときに多めにとっても、ビタミンCの必要量が増しているために、下痢も起こりにくくなります。

ビタミンCが万全の状態で働くためには、B群とEも必要です。ビタミンB群は、エネルギー代謝に欠かせないビタミンです。B群が不足すると、細胞内でエネルギーがつくれなくなります。免疫細胞も例外ではなく、不足すると免疫システムがうまく働かなくなります。

ビタミンEは、B群とCが細胞内に入っていくのに必要です。細胞膜を整えるのがビタミンEです。ビタミンEの不足で細胞膜が正常を保てなくなると、ビタミンB群やCが細胞の中に入っていきづらくなります。

ビタミンB群とEは、第4章でお伝えしたのと同量で大丈夫です。B50を1日2〜4カプセル、E（D‐α‐トコフェロール）の400IUカプセルを、1日1〜2カプセルです。

ビタミンDも感染症対策に欠かせないビタミンです。ビタミンDは日光に当たることで体内で合成されます。日本においては夏の間は日光のみでビタミンDを十分に合成できます。しかし、それ以外の季節では合成量が不足しがちです。春、秋、冬はサプリメントでビタミンDを補うことが、感染症対策となります。すでに述べた通り、ビタミンDをサプリメントでとる場合には、ビタミンKが不足するため、セットで摂取しましょう。必要量はビタミンD3が1日10000IU、ビタミンK2のMk‐7が180mcgです。

また、最強のビタミンとお伝えしたナイアシン（ビタミンB3）は、感染症対策でも強力に作用します。ただし、人によっては各種の症状が強く出るため、摂取の仕方には十分に注意が必要です。第4章の解説をよく理解の上、摂取してください。本書の高ビタミン療法の部分をよくご覧になってください。必要量は素のナイアシンを1日3000㎎です。

粘膜を保護するビタミンAは、タンパク質不足のままサプリメントで高用量摂取すると、細胞膜が融解《ゆうかい》するリスクがあります。また、ビタミンAは催奇形性のリスクも指摘されているため、妊娠中や妊娠の可能性がある場合には、サプリでの摂取はやめておきましょう。

感染症対策としては、2日間だけ1日に10万IUを摂取する、という方法があります。風邪っぽさを感じたときだけ、2日間続けて10万IU摂取し、3日目以降は摂取を中止します。

ビタミンAは本書内初出のサプリメントなので、ここで具体的な製品をあげておきます。

・Now Foods　ビタミンA　25000IU　ソフトジェル　250粒

　プロダクトコード：NOW-00342

　https://jp.iherb.com/pr/Now-Foods-Vitamin-A-25-IU-250-Softgels/382

ビタミンC点滴について

ビタミンCについては、高濃度の点滴についても少し注釈しておきます。

日々のビタミンC摂取に加えて、疲労時や風邪気味のときに高濃度ビタミンC点滴を追加することで効果を得ることができます。

日本では、ビタミンCの点滴による治療は全国で行われています。保険適用がないため、数千円かかる自費で受けることになります。

効果についてはさまざまなことがいわれています。私自身も25～100g／回のビタミンCを点滴したことがありますし、何人もの患者さんにも投与し、一定の効果を得たことがあります。ただし、点滴したビタミンC自体は数時間ほどで体内から消失します。

ビタミンCの点滴は、投与するのがビタミンなだけあって、かなり安全性の高い点滴ではありますが、完全にノーリスクとはいきません。最大のリスクは「ビタミンCで血液が溶けてしまう人がいる」というものです。現代の日本ではこの溶血リスクを避けるために、事前の検査がすすめられています。少量の場合は溶血のリスクはほぼありませんが、25g以上のビタミンCを点滴投与する場合は注意が必要です。かつては50g以上といわれていましたが、25gでも溶血の症例が報告されており、さらには12・5gでも危険という話もあります。

③NACの摂取

NACは、「N‐アセチルシステイン」の略です。初めて聞いた、という方も多いことでしょう。体内で「グルタチオン」という解毒作用のある物質に変換されます。免疫の働きを調整し、その力を底上げする効果を持ちます。

実際に、グルタチオンは非常に幅広い解毒作用を持つ物質で、その効果の確かさから、医薬品にもなっています。NACも、去痰薬《きょたんやく》として慢性閉塞性《へいそくせい》肺疾患など多量粘液分泌の治療や、パラセタモール（アセトアミノフェン）の過剰摂取の解毒に使用されてきた歴史があります。栄養療法の業界では、NACの優先順位はビタミンCよりも高い、という説もあるほどです。

現在、アメリカの一部の医療機関では新型コロナウイルスの治療にNACを導入し、その有効性が明らかになってきました（＊29）。1日の必要量は1200㎎です。

NACは糖尿病のサプリメントの部分で触れませんでしたので、ここに具体的な製品をあげておきます。

・Now Foods　NAC　600㎎　100粒　ベジカプセル
　プロダクトコード：NOW-00085

https://jp.iherb.com/pr/Now-Foods-NAC-600-mg-100-Veg-capsules/37836

④セレンの摂取

こちらも本書初出のミネラルです。肉や魚、穀物などさまざまな食品に含まれています。最強のビタミンがナイアシンなら、セレンは最強の抗酸化ミネラルです。セレンは一定量を毎日〜隔日程度摂取することで、NACと同様、免疫の働きの底上げをするというイメージです。腎機能の低下がない場合には、1日200㎎の摂取が目安です。中毒になりやすいミネラルなので増量は控えてください。

・Now Foods　セレン　100㎍　250粒
　プロダクトコード：NOW-01482
　https://jp.iherb.com/pr/Now-Foods-Selenium-100-mcg-250-Tablets/813

⑤運動でストレス対策をする

外出自粛が続き、自宅にこもる生活が続くと、あちこちで心の不調を訴える人が増えてきました。実際に、2021年3月の厚生労働省からの発表によると、2020年の国内自殺者数は2万1081人と、前年よりも4・5％増えたことがわかりました。なかでも、女性や若者の増加率が高かったといいます。

「ストレスが身体によくない」というのは、そう考える人にとっては真実になります。ストレスを感じると「コルチゾール」というストレス・ホルモンが分泌され、それによって様々な細胞が影響を受け、抵抗力の低下につながります。

そのコルチゾール値を下げるために、非常に効果が高いのが、運動です。特に、有酸素運動などの持続的な運動を行うことで、コルチゾールの分泌量が少なくなることがわかっています。最低でも20分以上、できれば、30～40分間行うことが理想的です。

「気分がよくないなら、散歩をしよう。それでもまだ気分がよくないなら、もう一度散歩しよう」とは、古代ギリシアの哲学者ソクラテスの言葉です。

もちろん、運動するときにはタンパク質をしっかりとってください。運動すればその分、タンパク質の必要量が増えます。タンパク質不足になってしまったら、かえって抵抗力が低下してしまうので、注意してください。

⑥「笑う」時間をつくる

「笑う門には福来る」といいますが、笑うことは身体にいいというのは科学的にも明らかなことです。

「笑い療法の父」として有名なノーマン・カズンズ（1915〜1990年）という人がいました。アメリカのジャーナリストであり、『サタデー・レビュー』という全米でも有名な書評雑誌の編集長も務めた人物です。カズンズは日本とも深い関わりがあり、「広島市特別名誉市民」でもありました。

そんな彼は50歳になったとき、突然の発熱と身体の痛みに襲われ、その後、首、腕、手指が動かなくなるという「強直性脊椎炎《きょうちょくせいせきついえん》」という難病を発症しました。

そのときに、カズンズはある本の内容を思い出したといいます。それは、ストレス学説を唱えたハンス・セリエ博士の名著『生命とストレス』にあった「ネガティブな感情が、人体にネガティブな影響を及ぼす」という一説でした。カズンズは「それではその逆は、どうだろうか？」「ポジティブな感情は、人体にポジティブな影響を及ぼすのではないか？」という考えにいたりました。

カズンズは1日に38錠もの消炎剤や痛み止めの薬を飲むことをやめ、病室に映写機を入れて、笑える映画を次々と観たといいます。果たして、その効果は「10分間、腹を抱えて笑うと、少なくとも2時間は痛みを感じずに眠れる」というものでした。

カズンズは退院後も「笑う」治療を続けるとともに、ビタミンCもとり入れました。最初は1日10gを3〜4時間かけて点滴で投与、最終的には1日25gのビタミンCを投与しました。そうした取り組みの甲斐もあり、強直性脊椎炎の症状は改善し、「不治の病」とされていた病気からわずか数カ月で回復し、仕事に戻ることができたといいます。

1976年には、このカズンズの記事が全米で最も権威ある医学専門雑誌の一つ『ニューイングランド・ジャーナル・オブ・メディスン』に掲載され、大きな反響を呼びました。その後、カズンズはカリフォルニア大学ロサンゼルス校の医学部教授に就任しました。カズンズの闘病について詳しく知りたい方は『笑いと治癒力』(ノーマン・カズンズ著、岩波現代文庫)に詳しいので、参考にしてください。

毎日、自分を笑わせてあげる時間を意図的につくることが、感染症対策につながります。不治の病さえ完治させてしまった身体の力を引き出すスイッチが、笑いです。最大限活用することをおすすめします。

以上が、糖尿病の方のための感染症対策です。

「外から入らないようにする」という対策は、個人レベルでは、パンデミック対策としてはあまり意味がありません。パンデミックの状況下では、あちこちに病原体は存在しています。飛沫感染だけならマスクで防げるかもしれません。しかし、接触感染や、空気感染に近い感染様式があるなら、いずれ必ず感染します。

また、新型コロナウィルスの感染様式や、その感染様式別の感染力などについては、まだ様々なことが言われており、確定していません。しかし、ここでお伝えした内容は、どの場合でも私たちの抵抗力を高めてくれる方策です。

こういった時世の中で、感染するか？　発症するか？　重症化するか？　明暗を分けるのは、私たちの身体の力に他なりません。ここでお伝えした対策などで、抵抗力を上げることこそが何よりの自衛手段となります。

参考文献、学会発表

【第１章】

（＊１）Ashcroft FM, Rorsman P. Diabetes mellitus and the β cell: the last ten years. Cell. 2012 Mar 16; 148(6): 1160-71.

（＊２）Butler AE, Janson J, Bonner-Weir S, Ritzel R, Rizza RA, Butler PC. β-Cell Deficit and Increased β-Cell Apoptosis in Humans With Type 2 Diabetes. Diabetes. January 2003 vol. 52 no.1: 102-110.

（＊３）Rahier J, Guiot Y,Goebbels RM, Sempoux C, Henquin JC. Pancreatic beta-cell mass in European subjects with type 2 diabetes. Diabetes Obes Metab. 2008 Nov; 10 Suppl4: 32-42.

（＊４）田部勝也「膵β細胞脱分化と糖尿病」『糖尿病』第61巻第2号39～41頁、２０１８年

（＊５）日本語の記事：https://dm-net.co.jp/calendar/2019/028801.php

論　文：Combined Inhibition of DYRK1A, SMAD, and Trithorax Pathways Synergizes to Induce Robust Replication in Adult Human Beta Cells, Cell Metabolism VOLUME 29, ISSUE 3, P638-652. E5, MARCH 05, 2019.

（＊６）加計正文、出崎克也、矢田俊彦「膵島β細胞の単離と機能解析法」『日本薬理学雑誌』１２４巻５号、３４５～３５２頁、２００４年

（＊７）石原寿光「膵β細胞のストレス応答・生存とｍＲＮＡ翻訳制御」『生化学』第81巻第6号、４７４～

４８５頁、２００９年
（＊8）田中孝也「手術侵襲後における二糖類Maltoseの代謝に関する研究　第二編アルブミン代謝に及ぼすMaltoseの影響についての動物実験的研究」『関西医科大学雑誌』27巻4号、６４８～６６６頁、１９７５年
（＊9）Mark J. Dekker, Qiaozhu Su, Chris Baker, Angela C. Rutledge, and Khosrow Adeli. Fructose: a highly lipogenic nutrient implicated in insulin resistance, hepatic steatosis, and the metabolic syndrome. Am J Physiol Endocrinol Metab 299: E685–E694, 2010.
（＊10）Marja-Riitta Taskinen, Chris J Packard, Jan Borén. Dietary Fructose and the Metabolic Syndrome. Nutrients. 2019 Sep; 11(9): 1987.
（＊11）佐野彩子、寺畑奈美、進藤紗香、土屋静子、中村智徳、矢野眞吾「薬用植物Steviaの抗糖尿病作用に関する分子薬理学的研究Steviosideのインスリン抵抗性改善作用」『糖尿病』49巻（Supplement 1, S.169）２００６年
（＊12）佐藤実、富沢治子、高橋計介、松谷武成、竹内昌昭、佐藤直彦「ステビア抽出物のニジマスにおけるヒスタミンの解毒作用について」『日本水産学会大会講演要旨集 秋季』１３３頁、１９９７年
（＊13）佐藤実、竹内昌昭「ステビアの抗酸化活性とその利用」『食品と開発』31巻10号、１９９６年
（＊14）江戸時代の秋田藩家老・梅津政景が書いた日記『梅津政景日記』、赤津政愛の『一日十銭生活』、長田秋生が大正４年に記した『一家の経済：一名安価生活法』、宮沢賢治「雨ニモマケズ」、正岡子規「仰

臥漫録」

【第2章】

(＊15) WC Duckworth, RG Bennett, FG Hamel. Insulin degradation:progress and potential. Endocrine Reviews 19(5): 608-24. October 1998.

(＊16) 山田正仁「神経原線維変化型老年期認知症」『認知神経科学』17巻1号、32〜39頁、２０１５年

(＊17) T Cukierman, HC Gerstein, JD Williamson, Cognitive decline and dementia in diabetes—systematic overview of prospective observational studies. Diabetologia. 2005; 48(12): 2460-9.

(＊18) 小原知之、清原裕、神庭重信「地域高齢住民における認知症の疫学：久山町研究」『九州神経精神医学』第60巻第2号、83〜91頁、２０１４年

(＊19) 荒木厚「糖尿病と認知症の関連」『週刊日本医事新報』４７１２号、61頁、２０１４年

(＊20) 大八木保政「アルツハイマー病：脳の糖尿病の治療薬開発」『老年期認知症研究会誌』21巻４号、46〜49頁、２０１７年

(＊21) S Craft, LD Baker, TJ Montine, S Minoshima, et al, Intranasal Insulin Therapy for Alzheimer Disease and Amnestic Mild Cognitive Impairment. Arch Neurol. 2012; 69(1): 29-38.

(＊22) GR Tundo, D Sbardella, C Ciaccio, et al, Insulin-degrading Enzyme (IDE), J Biol Chem. 2013 Jan 25; 288(4): 2281-2289.

（＊23）J Du, L Zhang, S Liu, Z Wang. Palmitic acid and docosahexaenoic acid opposingly regulate the expression of insulin-degrading enzyme in neurons. Pharmazie 65 p231-232. 2010.

（＊24）C Ciaccio, G R Tundo, et al. Somatostatin: a novel substrate and a modulator of insulin-degrading enzyme activity. J Mol Biol. 2009 Feb 6; 385(5): 1556-67.

（＊25）https://www.natureasia.com/ja-jp/nature/highlights/86830

（＊26）藤森新、市田公美「尿酸の生理的役割と低尿酸血症」『痛風と核酸代謝』29巻2号、２００５年

（＊27）「痛風遺伝子の発見　５．尿酸の両面性」東京大学医学部附属病院 PRESS RELEASE　２００９年10月30日

（＊28）南勲、赤座至、関澤直子他「インスリン治療中に低血糖・高血糖を繰り返し、抗インスリン抗体と抗インスリン受容体抗体が陽性を示した２型糖尿病の１例」『糖尿病』51巻10号、８９９～９０６頁、２００８年

【補論】

（＊29）Z Shi, C A Puyo. N-Acetylcysteine to Combat COVID-19: An Evidence Review.Published online 2020 Nov 2.

おわりに

薬より、名医より、病気を治すのは「考え方」です。

私は健康については、この「考え方」が、最も影響を与えるものだと確信しています。本書では「栄養」の重要性を繰り返し強調していますが、「考え方」はそれよりも大きな影響を私たちの人生に及ぼします。

たとえば、「ストレスは身体に悪い」と信じている人は、実際にストレスを感じることで「死亡率」を増加させてしまいます。一方で、同じストレスを受けても「ストレスは身体や健康に影響しない」と考える人たちもいます。この人たちは、実際にストレスがかかってもそれほど健康に影響しません。

また「自粛で外出ができないから運動できない」と考える人と、「自宅でできる運動を探してみよう」と考える人がいます。

同じ状況の中にあっても、考え方一つで全く結果が変わってきます。

「糖尿病だから、薬とは一生のお付き合いだ」と考えて薬だけ飲む人と、「食生活を変えれば薬をやめられるかも」と考えて実行する人とでは、健康寿命が大きく変わるかもしれません。どちらを選ぶのかも、あなたの考え方一つです。

薬は今まで人類が発見し、築き上げてきた重要なものです。私たちは薬によって一命を取り留め、持ち堪《こた》え、症状などを抑えることができます。しかし、薬にできるのはそこまでです。「健康」な状態とは、薬がいらない状態です。今、この世界に存在している薬には、「薬がいらなくなる薬」というものはほとんどありません。もちろんゼロではありませんが、「薬がいらなくなる薬」は、非常に少数です。「薬で治った!」というものの多くは、薬で持ち堪えているうちに「あなたの身体が自分で治した」という場合がほとんどです。

ですから、薬がいらなくなり、自分の健康を取り戻すためには、あなた自身の「考え方」と「行動」が重要になります。

本書ではその方法を説明してきました。「自分でできること」「自分で判断すること」などを随所《ずいしょ》に入れ込みました。そして、執筆時点での私の主な考えを、あらかた入れ込みました。もちろん、名医にかかることも大切です。検査をオーダーし、診断を下し、薬を処方するのはあなたの主治医です。しかし、その医師を探し、選び、受診するのはあなたです。そして、診察を受けていない間の自分の健康を左右するのも、あなたの行動です。

本書で繰り返しお伝えしたように、今、世の中には「間違った常識」が多く存在しています。それらを妄信することなく、自分のためになる「考え方」を選び取りましょう。「それは本当か?」「もっと効果的な方法はないか?」「本当にそれを自分は求めているのか?」

これらの問いは、あなたの道標《みちしるべ》になります。

私もまた、本書を書き上げた今もなお、より効果的な方法、より持続可能な方法、より実践可能な方法を探し続けています。

「すべての慢性疾患を治す方法を見つける」、それが当面の目標です。今は「そこそこ改善できる方法」を見つけ、糖尿病については、それを本書に書きました。今後もさらに、「間違いなく完治できる方法」を探していきます。そして、それを広めることで、皆さんの健康に貢献していきたいと思います。

私は本書の執筆中に、母方の祖母を亡くしました。祖母は糖尿病を長年患《わずら》っていました。何年か前にも、祖母が意識を失って倒れたことがあったことを思い出します。倒れたのは、本書内でもその危険性について解説した、糖尿病薬（ＳＵ剤）による低血糖発作によってでした。祖母が服用していたその薬が「低血糖を起こす薬」であることを、家族の誰も知りませんでした。

私の家系は、母方だけでなく両親ともに糖尿病の家系です。糖尿病は、私にとって非常に因縁の深い病です。そんな糖尿病について、書籍という形で、その治療や自分でできることをお伝えすることは、私にとって非常に大きな意味を持ちます。

そんな意義深い本書を執筆する上で、協力してくださった皆さま、刺激を与えてくださった皆さま、本書のきっかけをくださったり、出版に携わってくださった皆さま、ありがとうございます。すべての方に深い感謝をささげます。

また、前著『薬に頼らず血糖値を下げる方法』（アチーブメント出版）から担当してくださっている編集の木村直子さんがいらっしゃらなければ、前著も本書も存在しませんでした。ありがとうございます。

そして、読者の皆さん、お読みいただきありがとうございます。

本書の最後を、この言葉で締めくくります。「あなたの健康は、あなたのもの」

2021年5月

水野雅登

水野雅登（みずのまさと）

1977年愛知県生まれ。杏林大学医学部医学科卒業。医師。日本糖質制限医療推進協会提携医。糖質オフとインスリン・オフを中心とした治療により、２型糖尿病患者のインスリン使用を終了させ、その割合は100%となる。97単位ものインスリン自己注射をしていた患者も安全にインスリン・オフを成し遂げている。現在は治療法などの情報を講演会やブログ、Facebook、Twitter、YouTubeなどで精力的に発信している。著書に『薬に頼らず血糖値を下げる方法』（アチーブメント出版）、『医学的に内臓脂肪を落とす方法』（エクスナレッジ）、『糖質オフ大全科』（主婦の友社）など多数。趣味は以前はパソコン製作、現在は最新ガジェットを試すこと、ウォーキング。
https://www.facebook.com/masato.mizuno.714

糖尿病《とうにょうびょう》の真実《しんじつ》 なぜ患者《かんじゃ》は増《ふ》え続《つづ》けるのか

2021年6月30日初版1刷発行

著　者 ── 水野雅登
発行者 ── 田邉浩司
装　幀 ── アラン・チャン
印刷所 ── 近代美術
製本所 ── ナショナル製本
発行所 ── 株式会社光文社
東京都文京区音羽1-16-6（〒112-8011）
https://www.kobunsha.com/
電　話 ── 編集部03（5395）8289 書籍販売部03（5395）8116
業務部03（5395）8125
メール ── sinsyo@kobunsha.com

 ISBN 978-4-334-04549-4

1127
もしも、私が「がん」になったら。
81歳、現役医師の準備と決意
藤田紘一郎

81歳、免疫が専門の名物医師がとことん「がん」と向き合った。仕事は続ける？　治療は受ける？　改善すべき生活習慣は？　発症しても慌てない、嘆かないためのがん入門書。

978-4-334-04534-0

1128
お笑い世代論
ドリフから霜降り明星まで
ラリー遠田

芸人の「第七世代」という言葉が一般にも広まるなか、それ以前の世代が誰なのか、どのような変遷を経て現在に至ったのかを改めて振り返る。「世代論」で読みとく戦後芸能史。

978-4-334-04535-7

1129
郵政腐敗 日本型組織の失敗学
藤田知也

郵便事業の創業から一五〇年を迎えた日本郵政グループ。従業員四〇万人を超える巨大組織の実態は、「腐敗の構造」と究極の「事なかれ主義」だ。朝日新聞のエース記者が徹底取材！

978-4-334-04536-4

1130
「倫理の問題」とは何か
メタ倫理学から考える
佐藤岳詩

それは良いことか、悪いことか。これは正義か、不正義か──。日常がゆらいだときに現れる倫理の問題に、私たちはどう向き合えばいいのか。世界の眺め方が変わるメタ倫理学入門書。

978-4-334-04538-8

1131
名画で読み解く
プロイセン王家 12の物語
中野京子

フリードリヒ大王とビスマルクという傑物を擁し、世界最強国の一角に食い込んだプロイセン。ヨーロッパの原型を作った王家の217年間の人間ドラマを名画とともに繙く。

978-4-334-04539-5

1132
幽霊消防団員
日本のアンタッチャブル
高橋祐貴
活動をしていないのに自治体から一定の公金を受け取る「幽霊消防団員」。全国に広がる不正の実態がこれまで放置されてきたのはなぜか？　若手新聞記者が日本のタブーを斬る！
978-4-334-04540-1

1133
「女性向け風俗」の現場
彼女たちは何を求めているのか？
柾木寛
昼の顔は営業マン、夜の顔はあらゆるお客様に分け隔てなく接するセラピスト。性だけの繋がりゆえに彼女たちが教えてくれた、この国のジェンダーとセックスの本音。
978-4-334-04541-8

1134
理系研究者の「実験メシ」
科学の力で解決！　食にまつわる疑問
松尾佑一
太陽光でもお米は炊ける？　なぜ超音波をかけるとお酒は美味しくなる？　食にまつわるふとした疑問。大学教員が自ら実験して確かめる！　食欲と知識欲を刺激する異色の食エッセイ。
978-4-334-04542-5

1135
在宅医療の真実
小豆畑丈夫
在宅医療は「より良く生きるため」の手段／初めてでもうまくいく在宅医療の受け方／家族の負担をなるべく軽く——在宅医療に関わる救急医が、込み入った全体像を丁寧に整理・解説。
978-4-334-04543-2

1136
新・人間関係のルール
辛酸なめ子
人生の問題の多くを占める人間関係。ＳＮＳの発達やパンデミックの発生によって、人間関係にも新しいルールが生まれつつある。「コミュ力不足」の著者による、クスッと笑える24話。
978-4-334-04544-9